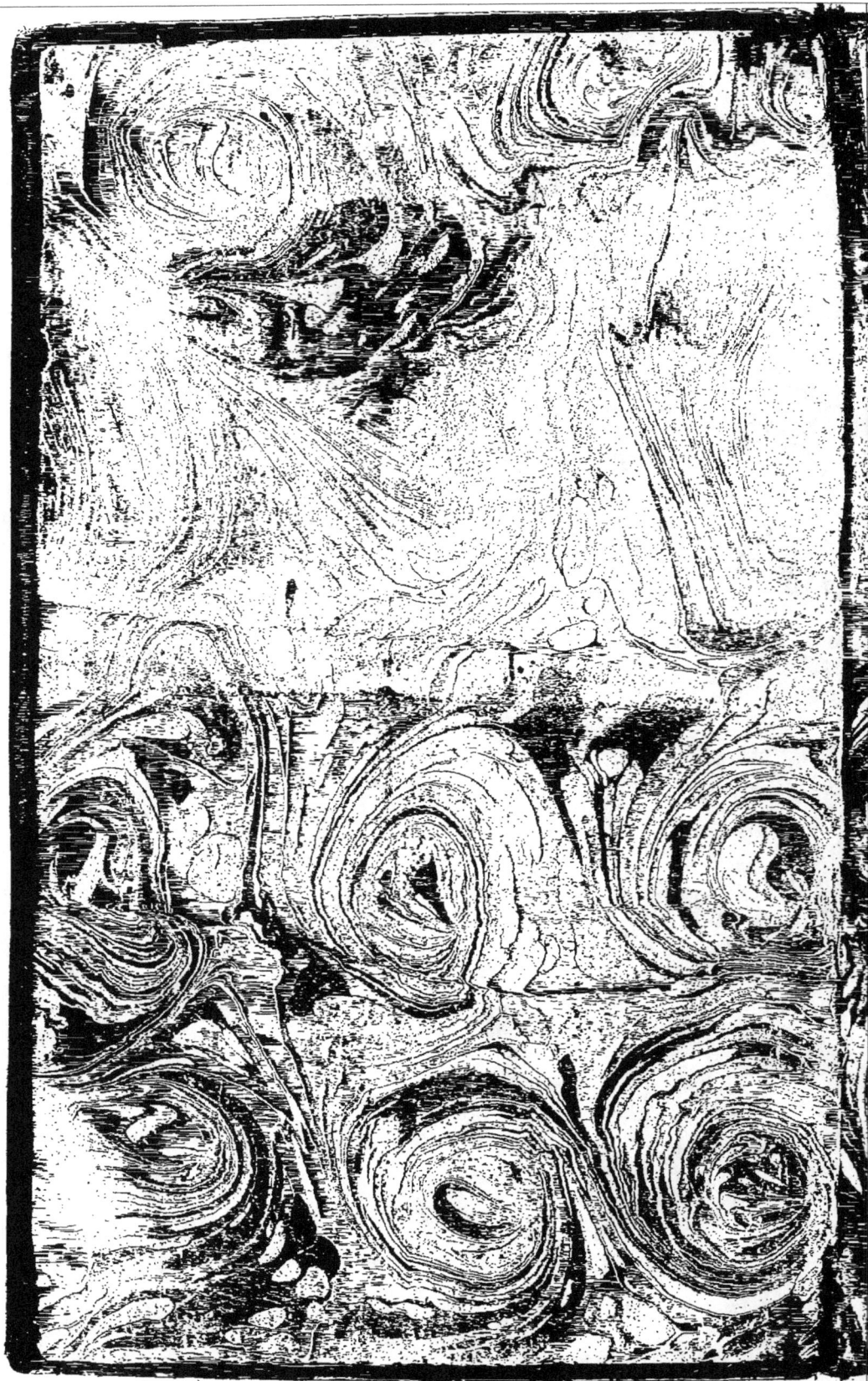

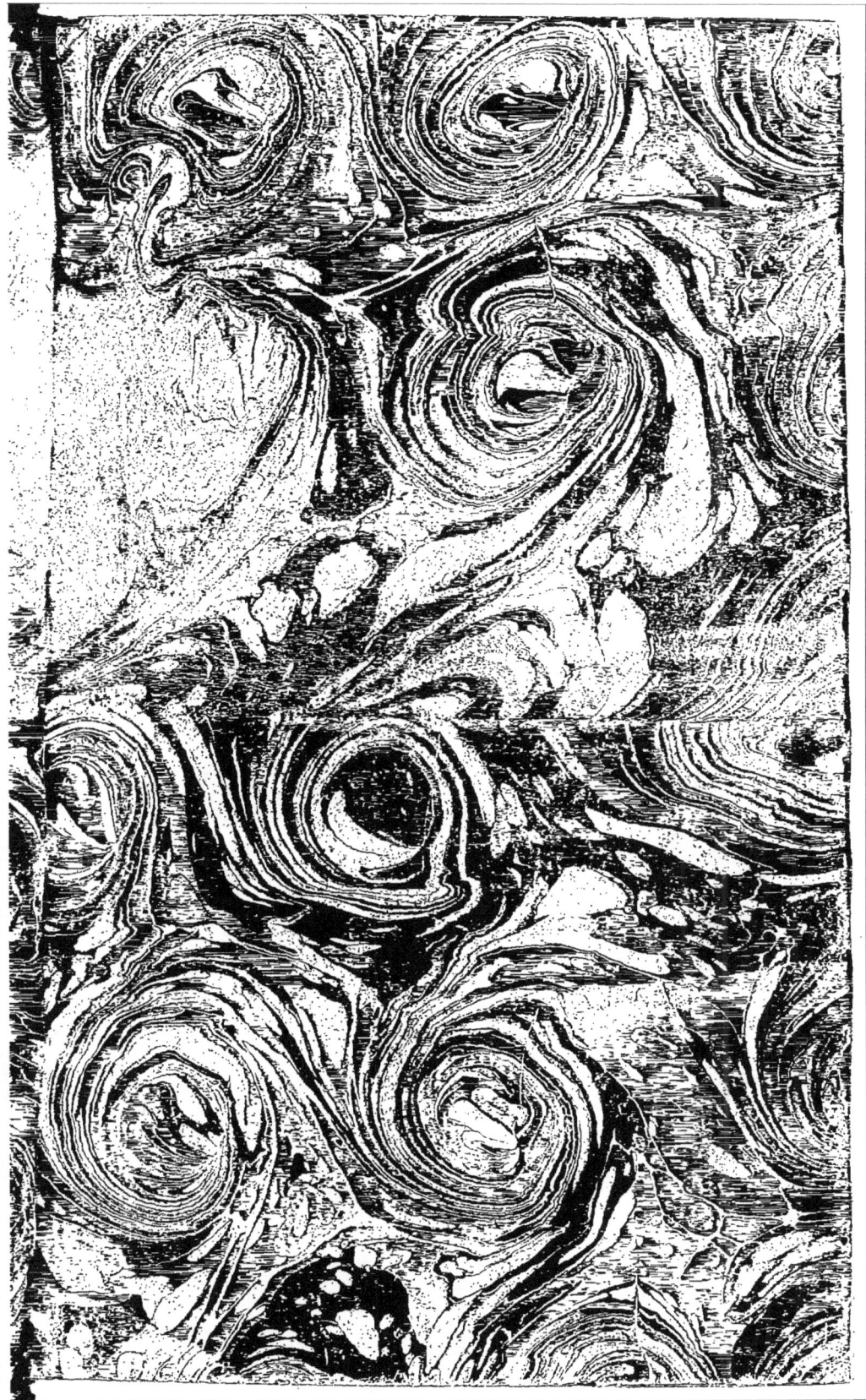

S. on Arts. 444. 4 184 $\frac{239}{}$

RECUEIL

SUR

L'ÉLECTRICITÉ

MÉDICALE.

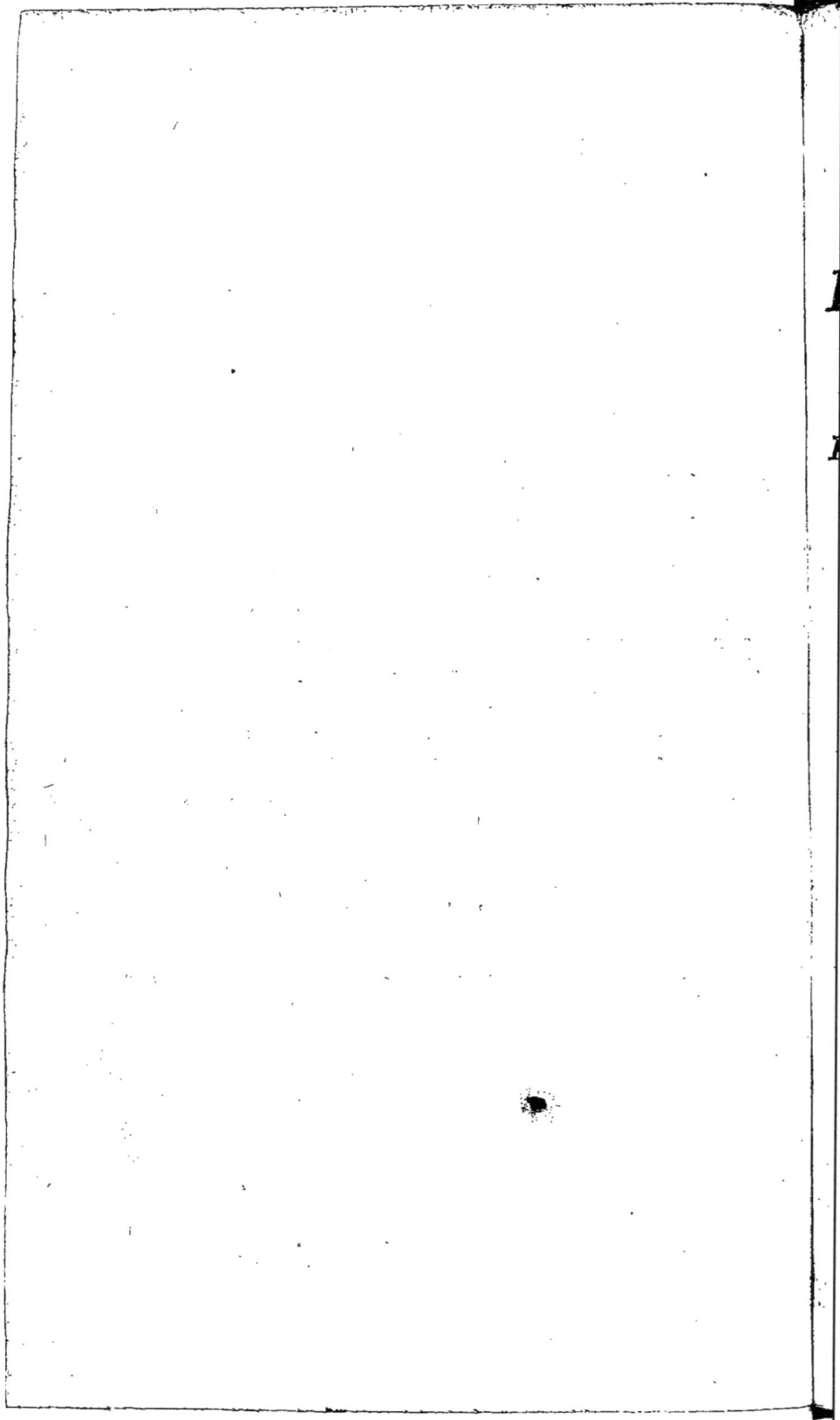

RECUEIL

SUR

L'ELECTRICITÉ

MÉDICALE,

DANS LEQUEL ON A RASSEMBLÉ
les principales Piéces publiées par divers
Sçavans, sur les moyens de guérir en
électrisant les malades.

TOME PREMIER.

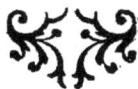 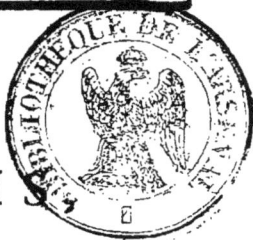

A PARIS,

Chez {VINCENT, rue S. Severin.
DIDOT jeune, rue du Hurepoix.

M DCC LXIII.

Avec Approbation, & Privilége du Roi.

AVERTISSEMENT.

LE Recueil que l'on pré-
fente au Public, contient
les principaux Ouvrages qui ont
paru fur l'Electricité, confidérée
comme un moyen de guérifon.
A peine fes propriétés phyfiques ont-elles été connues,
qu'on a penfé à les rendre utiles.
Rien n'auroit pu être comparé
à l'avantage d'avoir découvert
dans l'Electricité un moyen de
faire paffer dans le corps les
vertus de toute efpéce de médicamens, fans peine ni dégout,
& d'une maniere fupérieure-
ment efficace. M. Pivati, Jurifconfulte habile, à Venife,

Tome I. á

auroit été fur la lifte fort courte des bienfaiteurs du genre humain, fi l'expérience avoit autorifé ce qu'il avoit annoncé de merveilleux fur fa prétendue méthode d'adminiftrer les remédes. Sa differtation mérite d'être lue, elle a pour titre *Lettre fur l'Electricité Médicale*, & nous l'avons placée à la tête du prémier volume de ce Recueil. Des Sçavans fe font affemblés à Venife même, pour vérifier des effais fi furprenans par les effets qu'on difoit en réfulter. on avoit affuré qu'ils avoient eu le même fuccès à Turin & à Bologne; mais ces prodiges ont difparu par les recherches éclairées d'une Société d'amateurs,

AVERTISSEMENT.

qui a confié à M. Bianchini la publication des expériences faites fur la Médecine électrique. Ces expériences fervent de cor- rectif à la lettre fur l'Electricité Médicale de M. Pivati; & nous les avons inférées dans ce Re- cueil à la tête du fecond tome, où elles font fuivies de deux Dif- fertations faites à Montpellier, & favorables à l'Electricité Médi- cale, confidérée fous un autre point de vue qu'on ne l'avoit d'abord envifagée à Venife. On y admet comme certaines les Ob- fervations de M. Pivati, qu'on qualifie de Médecin, & qui eft Jurifconfulte. On ne forme au- cun doute contre les guérifons opérées par les foins de M. Vé-

AVERTISSEMENT.

rati, Professeur à Bologne, &
que nous avons placées à la suite
de celles de M. Pivati dans le
premier tome de ce Recueil :
nous y avons, à raison de la simi-
litude des faits allégués, inséré
aussi les expériences de M. Jallabert, Professeur de Genève,
qui a publié la premiere guérison
de paralysie par l'électricité.
Les Observations faites à Paris,
à Léipsick & en Suéde, font
placées successivement, & ce
premier tome est terminé par
un examen raisonné des différens succès des tentatives électriques pour la guérison des
maladies. On a rendu cette édi-
tion plus interressante que la
premiere, en évitant des doubles

emplois, en difpofant les matériaux dans un meilleur ordre,
& en l'enrichiffant de plufieurs
morceaux curieux. Toutes ces
piéces pourroient faire naître à
quelqu'un l'envie de foumettre
les faits qui y font énoncés à
un nouvel examen ; d'où il ré-
fulteroit une folution de toute
difficulté , fur ce qu'on doit
penfer de l'électricité , qu'on a
peut-être envifagée d'abord avec
trop d'efpoir , comme un moyen
de guérifon , & qu'on a enfuite
abandonnée avec trop d'indiffé-
rence. Les Hommes font ex-
trêmes dans leurs affections. On
a fans doute eu tort de fe prévenir fi fortement en faveur de
l'électricité ; le répare-t-on en

donnant dans l'excés contraire ?
Les chofes en font au point
convenable qui promet de l'honneur, & la fatisfaction d'être
utile à la fociété, à celui qui bien
inftruit du paffé, traiteroit im-
partialement plufieurs queftions,
que la diverfité des faits a laiffé
indécifes, fur une matiere auffi
intéreffante.

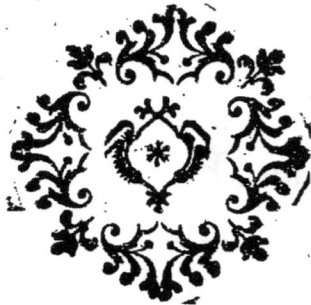

Royaume & non ailleurs , en bon papier & beaux caractere̅s, conformément à la feuille imprimée attachée pour modele fous le contre-Scel des Préfentes , que l'Impétrant fe conformera en tout aux Réglemens de la Librairie , & notamment à celui du 10 Avril 1725 ; qu'avant de l'expofer en vente , le Manufcrit qui aura fervi de copie à l'impreffion dudit Ouvrage fera remis dans le même état où l'Approbation y aura été donnée ès mains de notre très-cher & féal Chevalier Chancelier de France le Sieur DELAMOIGNON , & qu'il en fera enfuite remis deux Exemplaires dans notre Bibliotheque Publique , up dans celle de notre Château du Louvre , & un dans celle de notre très-cher & féal Chevalier , Chancelier de France , le Sieur DELAMOIGNON , le tout à peine de nullité des Préfentes : Du CONTENU defquelles vous mandons & enjoignons de faire jouir ledit Expofant & les ayans caufes , pleinement & paifiblement , fans fouffrir qu'il leur foit fait aucun trouble ou empêchement : VOULONS qu'à la copie des Préfentes qui fera imprimée tout au long , au commencement ou à la fin dudit Ouvrage , foi foit ajoûtée comme à l'Original. COMMANDONS au premier notre Huiffier ou Sergent fur ce requis , de faire pour l'exécution d'icelles tous Actes requis & néceffaires , fans demander autre permiffion , & non-obftant clameur de Haro , Charte Normande & Lettres à ce contraires. CAR tel eft notre plaifir. DONNE' à Verfailles le dix-feptiéme jour du mois de Décembre , l'an de grace 1760 , & de notre Regne le quarante-fixiéme. Par le Roi en fon Confeil ,

Signé , LE BEGUE.

Regiftré fur le Regiftre XV. de la Chambre Royale & Syndicale des Libraires & Imprimeurs de Paris, N°. 136 fol. 127. conformément au Réglement de 1723. A Paris ce 31 Décembre 1760.

Signé , G. SAUGRAIN , *Syndic.*

LETTRE

SUR

L'ÉLECTRICITÉ

MÉDICALE.

Qui contient des Expériences sin-
gulières d'Electricité, relatives à
la Médecine ; & les Essais sur-
prenans d'une nouvelle Méthode
d'administrer des Remédes par le
moyen de l'Electricité.

Ecrite de Venise par M. PIVATI,
Membre de l'Académie de Bologne,
à M. ZANOTTI, Secrétaire de la
même Académie.

Tome I.   A

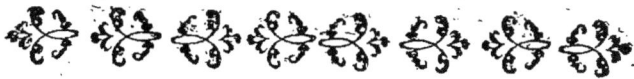

AVERTISSEMENT
DU
TRADUCTEUR.

LA Lettre suivante roule sur des Expériences si curieuses, & qui pourroient devenir si importantes, que je crois faire un véritable présent au Public, en la lui offrant. Elle m'est tombée par hasard entre les mains. Un Italien qui voyage l'a montrée à un Gentilhomme qui aime & qui cultive les Sciences, comme une nouveauté qui avoit fait quelque bruit en Italie, & ce Gentilhomme a eu la bonté de me la faire lire. Elle m'a paru si intéressante, que j'ai pensé tout de fuite à la rendre publique ; il m'en a donné la permiffion , & je me fuis hâté de la traduire , pour ainfi dire , au courant de la plume , parce que l'Italien étoit preffé de partir. Je demande donc quelque indulgence pour le ftyle, mais je garantis la fidélité de ma Traduction ; les Sçavans & les Curieux feront, à ce que je crois, plus jaloux de l'un que de l'autre. J'ai feulement fupprimé , pour ménager le peu de tems que j'avois, quelques longueurs & quelques détails de Théorie , qui ne font pas effentiels pour l'intelligence des expériences. Je ne crois pas qu'il foit befoin d'inviter ceux qui cultivent cette partie de la Phyfique, à fuivre des expériences aussi intéressantes, qui pourroient fournir à la Médecine des secours si nouveaux & si supérieurs, & perfectionner la découverte la plus utile peut-être que la Providence ait jamais fait éclore pour le bonheur du genre humain. C'est le but que je me suis proposé en publiant cette Lettre, & je m'estimerois infiniment heureux d'y avoir contribué même en si peu de chose. Au reste, la modestie de l'Auteur ne doit pas le faire prendre pour un Sçavant du commun. C'est encore moins un empirique qui ait entrepris par des vûes d'intérêt d'abuser de la crédulité du Public. C'est un Jurisconsulte de

Venife, à qui la République a confié l'importante & l'honorable place de Surintendant de la Librairie; il eft membre de l'illuftre Académie de Bologne; il travaille actuellement à un Dictionnaire des Sciences, dont il a déja donné trois Tomes, & indépendamment de tout cela, l'amitié & la correfpondance de l'illuftre M. Morgagni, qu'il cite dans fa Lettre, fuffiroit pour en donner une idée diftinguée.

A Grenoble le 10. Décembre 1749.

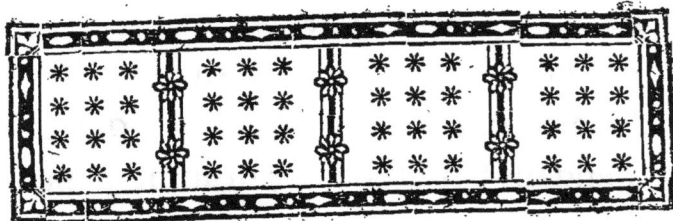

LETTRE

SUR

L'ELECTRICITÉ

MEDICALE.

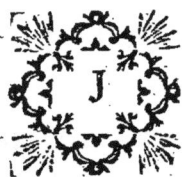

E ne me proposois pas sitôt, MONSIEUR, de mettre sous vos yeux, & sous ceux de l'illustre Académie dont j'ai l'honneur d'être Membre, les découvertes que j'ai faites sur l'Electricité Médicale. J'avois résolu de rassembler auparavant une suite plus considérable d'Expériences, que j'aurois accompagnées de quelques réflexions, & non pas

de vous préfenter un ouvrage in-
forme, une fimple é bauche, qui cependant, fi un habile homme y mettoit la main, pourroit, à ce que je
crois, devenir un ouvrage de conféquence, & des plus capables de
faire honneur à l'Italie. Mais deux
puiffans motifs me déterminent à
vous préfenter ce fruit de mes travaux, quoique peut-être un peu
précoce. Premiérement la nouveauté & les grands avantages dont mes
obfervations font entrevoir l'efpérance, pourroient engager quelqu'un à les publier fans ma partici-
pation ; cependant fi elles paffoient
par une autre bouche que la mienne, elles en pourroient fouffrir quelque altéraïon, & ne pas fe trouver
affez conformes à l'exacte vérité.
D'un autre côté, ces premiers Effais fourniront plus de vûes, & par-
viendront bien plûtôt à la perfec-

tion fous les yeux de tant de Sçavans, que s'ils reftoient plus longtems renfermés dans la fphère étroite
de mes propres idées.

L'inclination que je me fuis fenti
dès ma premiére jeuneffe pour l'é-
tude de l'Hiftoire naturelle, & que
j'ai confervée au milieu de mes diverfes occupations, a toujours nour-
ri chez moi un efprit de recherche
& d'obfervation. Je ne pouvois manquer par conféquent d'être vivement intéreffé par le phénomène
de l'Electricité, qui s'attire aujour-
d'hui dans toute l'Europe l'attention des Phyficiens les plus célébres. Les divers ouvrages qu'on a
déja publiés à ce fujet, & ceux
qu'on ne ceffe de publier tous les
jours, font une preuve des progrès
qu'on a faits dans cette recherche.
Mon ardeur s'eft accrue par les expériences que j'ai vû faire en ce

genre par *M. Vabft*, Saxon, qui eft
actuellement Médecin des Armées
de l'Impératrice en Italie. Il faifoit
d'abord tourner un globe de verre
d'environ un pied de diamètre, au
moyen d'une grande roue, & il en
a fait tourner dans la fuite jufqu'à
quatre ; mais outre que cette derniére opération eft affez pénible,
elle eft quelquefois dangereufe,
comme l'expérience l'a fait voir.
Je penfai donc à me faire une
machine plus fimple & moins fatiguante. Je rencontrai fur ces entre-
faites un Flamand nommé *M. Boif-*
fard, qui, après avoir fervi longtems
dans la Marine d'Efpagne, couroit
le monde, & faifoit des expériences d'Electricité avec une machine
affez petite. Elle me fervit de modéle
pour en conftruire une légère & portative ; & en y ajoutant quelques
commodités, je me vis en état de

faire à mon aife diverfes expériences. Il feroit trop long de vous dé-
tailler toutes celles que j'ai faites,
foit de mon chef, foit en vérifiant
celles que décrivent les Phyficiens
Ultramontains. Il me fuffira de vous
dire que je n'ai ceffé, & que je ne
ceffe point d'y employer tout le
loifir que me laiffent mes autres occupations. Il en eft arrivé qu'après
avoir d'abord obfervé en Curieux,
j'ai peu à peu obfervé en Phyficien,
& enfin en Médecin. Après avoir
paffé en revûe tous les phénomènes
merveilleux d'attraction & de répulfion, d'étincelles, de rayons lumineux, de petites flammes, de péné-
tration, de percuffion, de commotion, &c. j'ai paffé à l'obfervation
des mêmes effets fur divers corps
naturels, comme plantes, foffiles,
minéraux, &c. & j'ai obfervé des
variétés fingulières, foit dans la

lumiére qu'ils rendent, foit dans les fenfations qu'ils occafionnent.

J'ai obfervé, par exemple, que fi on électrife un vafe de fleurs, lorfqu'on touche feulement le vafe, la terre, les fleurs, les feuilles rendent une lumiére, & occafionnent une fenfation différente fuivant que la plante abonde en fels, en foufre, en huile, &c. Si on approche le doigt à la diftance d'un demi-pouce d'une fleur des plus fraîches, & même détachée de la plante, on en fait fortir un petit cône de lumiére, dont la pointe qui touche la fleur eft d'un rouge tirant fur le bleu ; & cette petite flamme vient frapper le doigt, même à un pouce de diftance, fans caufer aucune fenfation douloureufe. Cette flamme eft un faifceau de rayons très-fubtils & divergens, qui vont frapper continuellement le corps qu'on leur préfente, fe pliant à toutes les infléxions , & même à toutes les révolutions qu'on lui fait faire , & cette petite fontaine de lumiére ne tarit qu'à l'approche du doigt , de la main ou de tel autre corps non électrifé. Cependant la fleur , quelque délicate qu'elle foit , n'a rien perdu de fa fraîcheur , ni de fon coloris. J'ai introduit cette petite flamme dans une de mes narines , & j'ai fenti un écoulement d'odeur de la fleur très-agréable , accompagné d'une odeur de nitre , qui m'a caufé pendant quelques heures une efpéce de froideur , ou , pour mieux dire , d'enchifrênement dans cette partie du nez. La canelle , le gérofle , la noix mufcade & autres aromates , produifent le même effet. Il eft à remarquer que fi on approche plus près de la fleur , elle produit une étincelle , & on fent comme une piquûre d'épingle. En approchant le

doigt d'une feuille de la plante, elle
se courbe incontinent vers le doigt
à la distance d'environ un demi-
pouce ; & de l'extrémité de cette
feuille, pourvû qu'elle soit diamé-
tralement opposée au doigt, il sort
un filet de lumiére violette, dont
l'extrémité est blanche, qui frappe
le doigt fort légérement & sans re-
lâche. Mais si on présente le doigt
de côté & de près, ce n'est plus
un simple filet de lumiére, c'est une
étincelle, avec piquûre & pétillement. Il faut encore remarquer que
les étincelles sont colorées diverse-
ment suivant la nature de la plante,
& qu'elles tirent presque toujours
sur la couleur de la fleur qu'elle doit
produire.

Les pierres rendent de la lumiére
& excitent des sensations, à proportion des sels fixes ou volatils qu'elles
contiennent. On en peut dire autant

des foffilles, des minéraux, des animaux, &c. Un corps graiffeux ou
onctueux ne produit aucun effet
fenfible ; mais s'il eft falé, il produit
l'étincelle & la piquûre. Quelques
morceaux de pierre lumineufe que
le véfuve a vomis, ne produifent
aucun effet. La neige au contraire
en produit un qui eft merveilleux ;
la lumiére qu'elle rend eft très-écla-
tante, le coup eft plus fort qu'à
l'ordinaire, & elle paroît un moment comme un cryftal dans lequel
on auroit allumé une bougie. Mais
la glace ne rend qu'une lumiére
foible, & ne fait rien de plus ; fon
effet eft beaucoup moindre que celui de l'eau commune. Le nitre
eft un des corps qui s'illuminent incontinent, & d'une affez belle lumiére ; mais il faut qu'il foit naturel, la lumiére en eft plus foible
quand il eft criftallifé. La poudre à

canon fuit & fe diffipe fans s'enflammer. Un charbon produit une
petite flamme. Un tifon ardent fait
une affez longue traînée de lumiére
comme un cheveu très-fin , à la diftance d'environ un pied d'une barre
de fer pofée horizontalement pour
communiquer avec la machine. Un
morceau de pierre tiré de la terre ,
produit l'étincelle & le coup , s'il
contient du minéral , autrement il
rend feulement une lumiére foiblement colorée. Les mines produifent
une étincelle & un coup affez fort ,
& la couleur de l'étincelle varie
fuivant la qualité du métal qu'elles
contiennent. Celle du plomb rend
une lumiére fombre ; celle du cuivre
en jette une rougeâtre avec une fenfation aiguë ; celle du fer eft forte &
pefante. L'étincelle de l'argent eft
très-blanche, & la piquûre affez fenfible ; celle de l'or eft plus douce. Le
régule

régule de Mars éclaire & pétille avec force. Le diamant jette un éclat qui éblouit, & fes étincelles repréfentent, en petit, la foudre & les éclairs. Il en arrive à peu près autant de la pierre d'aiman armée à fes deux pôles. Enfin j'ai fait quantité d'expériences fur les trois régnes, & j'en ferois bien davantage, & avec plus d'ordre, fi je pouvois me procurer aifément tous les corps naturels ou artificiels qui font l'objet de la Chimie. C'eft ce qui me fait fouhaîter ardemment de me trouver à Bologne pour y profiter de la belle collection de l'Académie, & des fecours de tant d'habiles Profeffeurs, qui m'aideront, à ce que j'efpére, à pénétrer plus avant dans ce nouveau monde de découvertes. Je vous détaillerai, quand j'aurai plus de loifir, les expériences que j'ai faites fur le fel marin qui éclaire

Tome I. B

& qui pétille fur la boue falée de nos canaux , qui forme une forte de Phofphore fur l'arfenic , le cobalt , la calamine , le vitriol , le mercure , le cinabre naturel , l'antimoine de Hongrie , &c. Je me contenterai aujourd'hui de vous dire que la multiplicité d'expériences que j'ai faites , m'a convaincu de plus en plus de la vîteffe , de la force & de la fubtilité de cette matiére électrique , qui pénétre en un inftant toutes les parties de tels corps que ce foit , même à une très-grande diftance , & peut-être alors avec plus de force, comme on l'éprouve dans une longue communication de barres de fer , ou d'un grand nombre de perfonnes qui fe tiennent par la main , ou qui communiquent enfemble de quelqu'autre maniére Ce qui me confirme encore fon activité fur le corps humain , c'eft qu'elle accélere le mouvement du pouls de huit ou dix battemens par minute.

Toutes ces différentes considérations m'ont donné lieu d'en tirer bien des inductions, Jai donc pensé que si l'activité de cette matiére éthérée est si grande, que le simple frottement joint à la chaleur de la main, la mette en état de pénétrer en un instant tous les corps, il seroit peut-être probable que, si l'on enduisoit intérieurement un cylindre avec des matiéres spiritueuses, les écoulemens de la matiére électrique pourroient entraîner avec eux, en même tems, des écoulemens de la matiére contenue dans le vaisseau, & en introduire dans les corps, où elle pénétre elle-même les particules les plus pures & les plus subtiles. J'en suis venu jusqu'à me flatter de produire un effet qui est le plus souvent impossible à tout l'art de la

B ij

Médecine ; c'eſt d'introduire dans
les parties les plus internes du corps
humain des médicamens topiques ,
qui , ſoit par des chocs réitérés puſ-
ſent déſobſtruer les vaiſſeaux , ſoit
par un courant non interrompu, puſ-
ſent déterger , conſolider , porter
un baume dans les parties juſques
ici inacceſſibles à l'art : car on
n'a guère d'autre moyen pour introduire les médicamens que de
les faire avaler ; mais en ſe ramaſ-
ſant dans l'eſtomac, & en s'y digé-
rant , il faut, pour ainſi dire , qu'ils
changent de nature avant qu'ils
puiſſent arriver aux parties offen-
ſées ; & étant ainſi altérées , il peut
ſe faire non-ſeulement qu'ils ayent
perdu toute leur vertu bienfaiſante ,
mais encore qu'ils ayent acquis des
qualités nuiſibles. Au lieu que s'il
étoit poſſible de les introduire dans
le corps par le moyen de l'Electricité,

ce feroit une maniére tout-à-fait douce & * commode d'adminiftrer les remédes avec toute leur activité, & d'une maniére, pour ainfi dire, infenfible.

J'ai tâché de fortifier mes conjectures & mes raifonnemens par l'expérience, & j'ai eu lieu de me convaincre qu'en effet les écoulemens de la matiére électrique entraînent les particules les plus fubtiles des matiéres qui font mifes dans le cylindre. J'en ai garni un intérieurement d'un enduit d'environ fix lignes d'épaiffeur ; & m'en étant fervi tous les jours pendant l'efpace de quatre mois, la matiére de cet enduit a perdu peu à peu toute fa vertu, & elle

---

* Quelle commodité ne feroit-ce pas en effet, & en laiffant le dégoût & l'amertume de la Médecine dans le cylindre, on étoit fûr de s'en appliquer toute la vertu en y touchant du bout du doigt ? Mais quel fecours dans les maladies vénériennes, pour introduire le mercure prodigieufement divifé ; & en épargnant aux malades l'attirail des frictions, pour les guérir d'une maniére imperceptible, &c.

s'eſt conſommée au point de s'amin-
cir comme une feuille de papier; enfin il n'en eſt reſté qu'une eſpéce de
téte morte, qui n'avoit plus ni odeur,
ni ſaveur; le verre même s'eſt con-
ſommé au point de ſe fêler en pluſieurs endroits dans toute ſa longueur. Cette diſſipation de l'enduit, à
force de faire tourner le cylindre, m'a
paru un phénomène digne de la plus
grande attention. Je puis aſſurer très-
certainement de l'avoir éprouvé dans
le cylindre dont je parlois tout à
l'heure; & deux Religieux qui cultivent la Phyſique, & qui ſe plaiſent
ſurtout dans cette partie, l'ont obſervé avec moi, & ont examiné le
fait avec la plus ſcrupuleuſe attention. L'un d'eux très-expert dans les
Méchaniques, a fait exécuter ma
machine, & aſſiſte ſans relâche à
toutes mes expériences. Tous les
deux m'ont aidé aſſidûment dans

mes occupations littéraires à recueillir les matériaux dont je com-
pofe mon Dictionnaire. Non con-
tens d'avoir apporté à cet examen
les yeux les plus critiques, nous
avons fait examiner la chofe à différentes perfonnes ; ce qui ne m'a laiffé aucun doute fur la réalité.

Il eft vrai que cette diffipation
ne réuffit pas de la même façon avec
tous les cylindres, comme j'aurai
l'honneur de vous le dire plus bas ;
car j'en employe de différens, &
avec divers enduits fuivant les maladies que je me propofe de guérir.
Cependant la plûpart qui étoient
d'abord très-opaques, deviennent de
jour en jour plus diaphanes, & ils
perdent peu à peu leur activité. Encore hier au foir, comme j'employois
un cylindre enduit de baume du
Pérou, dont je me fuis fervi pendant
deux mois, j'obfervai qu'il commen-

çoit d'opérer fi foiblement, quoiqu'il
eût été excellent dans les commen-
cemens, que fi je ne prenois le parti
d'en renouveller l'enduit, il me de-
viendroit bientôt tout-à-fait inutile.
J'ai obfervé auffi que l'enduit dure
plus ou moins, à proportion de la
volatilité de la matiére dont il eft
compofé. L'activité d'un cylindre
nouvellement enduit eft beaucoup
plus forte ; la troifiéme fois qu'on
s'en fert, on s'apperçoit qu'elle eft
déja bien diminuée, furtout fi la matiére de l'enduit eft fort volatile ;
je m'en fuis même apperçû quelquefois à la feconde. Les fels volatils,
mis dans le cylindre, opérent un
effet très-prompt & très-confidéra-
ble ; & étant électrifés, ils donnent
une petite flamme vive & colorée,
mais très-peu ou point de percuffion. Les fels fixes au contraire mis
en enduit, ne rendent que peu ou

point

point de lumiére, & même y font quelquefois un obftacle ; mais s'ils font électrifés, ils donnent une étincelle, & un coup qui occafionne une fenfation affez vive : il n'eft pas befoin que je vous en faffe fentir la raifon.

Mais je vais vous informer d'un phénomène qui eft véritablement merveilleux, & qui confirme puiffamment tout ce que j'ai dit ci-deffus. Une perfonne étoit incommodée d'une douleur à la hanche, & par l'avis du Médecin elle y avoit appliqué du *Surpoin*. *. Je l'électrifai avec un cylindre qui n'avoit jamais fervi, & que j'avois enduit de baume du Pérou. Le vaiffeau étoit bou-

---

* Le Surpoin, en Italien *Efipo* ou *Ifopo humido*, n'eft autre chofe que la graiffe qu'on tire de la laine nouvellement tondue avant de la laver ; on fait fondre cette graiffe à petit feu, enfuite on la lave avec de l'eau froide, & on l'expofe au foleil jufqu'à ce qu'elle devienne blanche. Diofcoride & Pline lui attribuent beaucoup de vertus. On l'appelle en Latin *Œfipum*.

ché comme hermétiquement avec
de la poix & d'autres ingrédiens;
enforte que l'odeur du baume ne
tranfpiroit aucunement. La perfonne
électrifée dormit tranquillement, &
eut pendant la nuit une fueur abondante. Mais voici le plus fingulier,
malgré la mauvaife odeur du *Surpoin*, fa fueur, fa chemife, toute fa
chambre exhaloient une odeur très-
forte & très-agréable de baume
du Pérou. Ses cheveux communi-
quoient la même odeur aux doigts &
même au peigne dont elle fe fervoit.
Ses chemifes trempées de fueur, &
féchées devant le feu, continuoient
d'exhaler la même odeur. Je répétai
le lendemain la même expérience
fur une perfonne faine, fans lui dire
de quoi il étoit queftion, & une demi-heure après elle fentit une douce
chaleur qui fe répandit dans tout fon
corps; & ce qui eft plus furprenant,

elle fe fentit une pointe de gayeté qui ne lui étoit pas naturelle, fon tempérament étant au contraire tourné à la mélancolie. Les perfonnes qui étoient près d'elle & qui ignoroient le fait, lui demandoient d'où venoit cette bonne odeur. Elle la fentoit auffi elle-même, mais non pas tant que la premiére perfonne que j'avois électrifée. J'ai fait depuis plufieurs fois la même expérience avec le même cylindre, mais il ne rendoit que peu ou point d'odeur balfamique, & aucune des perfonnes que j'ai électrifées ne l'a fentie ; c'eft juftement le vaiffeau dont je difois tout à l'heure que je m'étois fervi encore hier au foir, & qui a befoin d'être renouvellé.

Après de pareilles obfervations, je crois qu'on ne me blâmera pas fi j'ai conçû quelque efpérance que mes cylindres enduits d'une maniére convenable, puiffent procurer la guérifon de diverfes maladies, & fournir à la Médecine une façon d'opérer inconnue jufqu'à préfent. En effet, des médicamens incififs & apéritifs mis dans le cylindre, & adminiftrés à propos, ont provoqué facilement les régles à des femmes qui en avoient fouffert une longue interruption. J'ai paffé de-là à diverfes expériences, & j'ai fait un petit affortiment de cylindres diurétiques, hiftériques, anti-apopleCtiques, fudorifiques, cordiaux balfamiques, &c. dont je me fers fuivant l'oceafion, en me dirigeant toujours par les avis d'un fage & habile Médecin, Graces au Ciel, mes effais ont affez bien réuffi jufqu'à préfent, quoique des Médecins encore neufs en matiére d'EleCtricité, aient répandu des difcours peu obligeans fur ma Médecine éleCtrique, en

s'efforçant d'inspirer à bien des personnes des frayeurs imaginaires.

Entre les différens succès que j'ai
eu ces jours passés, j'en citerai trois
qui sont assez remarquables. Un Gentilhomme d'environ vingt-six ans,
étoit affligé d'une fluxion opiniâtre
aux jambes, & principalement à la
gauche, causée surtout, à ce qu'il disoit, pour avoir manqué plusieurs
fois d'essuyer ses jambes après s'être
baigné, & les avoir laissées sécher
d'elles-mêmes : il en étoit l'hyver
dernier au point de ne pouvoir presque plus marcher, sentant ses jambes
comme percluses. Après bien des remédes, on lui ordonna au printems
les bouillons de vipère, qui l'avoient
un peu soulagé, mais sans lui redonner le libre usage de ses jambes. Il eut
envie d'essayer de l'Electrisation, &
son Médecin y consentit. Je l'électrisai donc avec un cylindre préparé

pour fa maladie , & je lui tirai plufieurs fois des étincelles des jambes , furtout de la plus affligée , tout
cela pendant quelques minutes. La
nuit fuivante il dormit délicieufe-
ment contre fon ordinaire fans ref-
fentir fes inquiétudes & fes agitations
accoutumées , & le lendemain matin il me fit voir une petite enflûre
de la grandeur de quatre doigts , un
peu rougeâtre & dure , proche de
la cheville du pied gauche , qui lui
caufoit une légère démangeaifon
fans douleur. Cependant il fentoit
une humeur chaude qui fe répan-
doit dans toute fa jambe, ce qui me
fit conjecturer que j'avois mis la fluxion en mouvement. Pendant huit
jours , après un fommeil tranquille ,
il ne ceffa de trouver tous les ma-
tins fa jambe fi trempée de fueur ,
qu'elle paroiffoit avoir été mouillée.
Il l'effuyoit foigneufement , & il fe

trouve depuis ce tems-là auſſi ſain
& auſſi diſpos, que s'il n'avoit jamais eu d'incommodité.

Quelques jours après j'eus la viſite
de M. l'Evêque de *Sebenico*, qui ſe
trouve actuellement à Veniſe, avec
un Gentilhomme, deux Prieurs con-
ventuels, & un Médecin, & il me
pria d'éprouver ſur lui ma Médecine
électrique. Ce Prélat, âgé de ſoixan-
te-quinze ans, avoit les doigts tout-
à-fait crochus d'une goutte invétérée, enſorte qu'il ne pouvoit depuis
bien des années ouvrir ni fermer ab-
ſolument la main. La goutte le tenoit
aux piés à peu près de même, il ne
pouvoit plier les genoux, ni marcher
ſans être ſoutenu par-deſſous les bras;
il falloit auſſi le placer bien doucement dans ſon lit. Je préparai pour
cette électriſation un cylindre garni
de médicamens diſcuſſifs & anti-apoplectiques. A peine eus-je commencé

à l'électrifer, que ce Prélat, à fon grand étonnement, commença à faire quelque mouvement de fes doigts. Je le laiffai repofer quelque tems, & je fis obferver, en attendant, quelques phénomènes d'Electricité à ceux de fa fuite : mais ce commencement de fuccès le rendant impatient, il voulut être électrifé de nouveau avec le même cylindre. Je répétai donc l'opération pendant environ deux minutes, & voilà tout-à-coup que le Prélat ouvre fes deux mains, & ferre les poings d'une telle force, qu'ayant faifi le bras d'un des Religieux, celui-ci fut obligé de lui demander quartier, parce qu'il le ferroit trop fort. Il fe mit à fe promener tout feul, à s'affeoir, à battre des mains ; il s'agenouilla fans fecours fur une chaife d'appui, & il fe releva avec vigueur fur fes deux mains ; il frappoit des pieds contre terre, il croyoit rêver,

& demandoit à tous les affiftans fi on lui en avoit jamais vû faire autant. Le Médecin qui étoit préfent, avoua que la Médecine n'avoit en effet pour de femblables maux, que des remédes palliatifs & généraux, qui fervoient tout au plus à rendre le mal moins infupportable, mais qu'elle n'en avoit aucun de vraiment fpéci- fique, encore moins d'auffi prompt. Quand il fut queftion de s'en aller, le Prélat ne voulut point de foutien, il defcendit l'efcalier d'un air délibé- ré, & entra dans fa gondole avec prefque autant de vigueur qu'un jeu- ne homme, ne ceffant, à ce qu'on m'a rapporté, de raconter à tout le monde fa guérifon qu'il qualifioit de prodige. Il a perfifté deux jours dans cet état de vigueur & de fanté, mais le troifiéme jour, ne s'étant pas mé- nagé affez fcrupuleufement, il lui eft furvenu quelque léger retour d'in-

commodités aux deux doigts du milieu, qui peut-être étoient les plus
affligés. En effet, c'étoient ceux dont
j'avois eu le plus de peine de tirer
des étincelles, furtout aux articulations, cependant j'y avois enfin
réuffi. Il eft toujours certain que fon
incommodité eft infiniment moindre, puifqu'à cela près, il peut fe
dire guéri. Il a cependant deffein de
répéter l'opération, tant pour opérer
une guérifon plus parfaite, que pour
la maintenir, & j'y donnerai affuré-
ment tous mes foins. Je fuis au refte
perfuadé de deux chofes; l'une, qu'il
ne feroit pas mal d'ufer de quelques
préparations avant d'éprouver la médecine électrique; l'autre, que pour
en foutenir l'effet, il feroit auffi befoin d'obferver quelque régime, &
furtout de ne pas s'expofer inconfi-
dérément au grand air. Il eft aifé d'i-
maginer combien fon action doit être

dangereuse sur un corps dont les pores sont fort ouverts, ou qui est encore affoibli d'une si rude épreuve.

La guérison de ce Prélat ne pouvoit manquer d'être bientôt répandue. Aussi trois jours après, une Dame déja sexagénaire vint recourir au même reméde, pour une incommodité qui la tenoit aux mains, & qui l'empêchoit de s'en aider depuis plus de six mois. Elle avoit les doigts rouges & très-enflés, avec cette circonstance de plus, qu'elle ne pouvoit pas tenir les mains fermées un seul moment, à cause d'un tremblement considérable qui se faisoit sentir dans ses deux bras. Je fis sur cette Dame la même expérience que j'avois faite sur le Prélat, & en deux minutes de tems elle commença à remuer les doigts & à serrer la main. Étant retournée un autre jour, elle me montra ses mains, dont la rougeur &

l'enflure étoient confidérablement diminuées ; & au lieu que d'abord elle ne pouvoit prefque pas s'en fervir, dès la première électrifation elle mit fes gants , elle fouilla très-librement dans fa poche ; en un mot, elle fit tout ce qu'auroit pû faire une perfonne faine. Elle avoit pourtant encore un refte d'enflure, mais fans douleur, & la paralyfie étoit fi bien diffipée, qu'elle fe propofoit d'écrire dès qu'elle feroit retournée chez elle , ce qu'elle n'avoit pû faire depuis plufieurs mois. Elle me dit qu'elle avoit été fort longtems entre les mains des Médecins , fans en avoir reçû du foulagement ; elle fut parfaitement rétablie au moyen de l'électrifation, & elle partit fort contente pour fa maifon de campagne.

J'ai fait beaucoup d'autres expériences , & je ne ceffe d'en faire tous les jours ; j'ai eu jufqu'ici la fatisfac-

tion de voir que les effets répon-
doient aux qualités des remédes con-
tenus dans les cylindres. Quelques-
uns de mes amis ont aussi mis la main
à l'œuvre, & nous avons fait des expériences très-heureuses, soit en aidant la digestion, soit en provoquant
la transpiration, ou en consolidant
des plaies en peu de tems, par le
moyen des cylindres balsamiques,
en dissipant des vapeurs hypocon-
driaques, des douleurs de fluxions,
enfin dans plusieurs genres de maladies. Je ne crois pas au reste me trom-
per en me persuadant que les effets
que j'ai observés, doivent être spé-
cialement attribués à l'enduit que je
donne à mes cylindres, plutôt qu'à
la seule vertu de l'Electricité. Je me
souviens du doute que vous avez té-
moigné, & de l'avis très-judicieux
que vous m'avez donné à ce sujet :
il m'a été aussi donné par le sçavant

M. Beccari. Je ne l'ai pas perdu de vûe dans tout le cours de mes expérien-ces, & toutes mes obfervations m'ont confirmé de plus en plus dans mon opinion. Certainement fi les écoule-mens des matiéres contenues dans les cylindres les traverfent, jettent des rayons de lumiére différens les uns des autres, & pénétrent dans les corps au point qu'on a pû le voir dans le grand nombre d'expériences que j'ai rapportées, il paroît raifon-nable de croire que s'infinuant com-me une efpéce d'infpiration par tous les pores les plus infenfibles, ils doi-vent opérer dans les endroits où ils parviennent les effets qui leur font naturels; toutefois je m'en rapporte volontiers au jugement de ceux qui pourroient avoir de plus grandes lu-miéres que moi à cet égard. J'ai em-ployé le cylindre de verre fimple, & j'ai obfervé à la vérité qu'il com-

muniquoit l'Electricité plus promptement qu'un verre enduit ; mais la
lumiére, l'étincelle & le coup font
différens. Les effets le font auffi,
l'un eft prompt, mais bien plus foible & paffager, l'autre eft plus lent,
mais plus durable & plus parfait.
J'électrifai ces jours paffés avec le
cylindre fimple, un homme qui
avoit été attaqué d'apoplexie pour
la troifiéme fois depuis trois ans ; il
lui en étoit refté une paralyfie qui
s'étoit fixée fur la langue, de façon
qu'il n'étoit prefque pas poffible
d'entendre ce qu'il difoit : tout d'un
coup il prononça deux ou trois paro-
les diftinctes, mais il recommença
bientôt à bégayer comme auparavant. Je dois l'électrifer de nouveau
avec un cylindre anti-apoplectique,
nous verrons comment la chofe
réuffira.

Mais par malheur je fuis encore

obligé d'aller en tatonnant pour la dose des remédes, & je puis parler ainsi pour celle de l'opération même. J'éprouve à ce sujet des variations singulières, & je ne puis attendre des lumiéres que de l'expérience. Une personne qui souffroit des douleurs occasionnées par une acreté d'humeurs, éprouva un soulagement considérable d'une premiére électrisation ; je la répétai quelque tems après pendant une demi-heure, ses douleurs empirerent & lui ôterent le sommeil. Je revins à la charge ces jours passés, & je l'électrisai seulement pendant cinq à six secondes, elle s'en trouva beaucoup mieux, & elle dormit très-bien. Je répétai encore l'opération avant-hier avec le même succès. Certaines maladies, certains tempéramens demandent une électrisation plus ou moins longue ; il faut espérer que,

s'il

s'il plaît à Dieu, le temps nous don-
nera de plus grandes lumiéres à cet
égard. On peut dire que la découverte est encore au berceau, & pour
lui donner de l'accroissement, il me
faut d'autres secours & d'autres lumiéres que celles que les livres peuvent me fournir. J'en ai fait part, il
y a quelques jours, à l'illustre Monsieur Morgagni, il a eu la bonté de
me donner quelques avis, & il m'a
puissamment exhorté à pousser plus
avant une découverte aussi singulié-
re, & qui peut être d'un si grand secours à la Médecine. Il m'a conseillé
de recueillir les plus petites circons-
tances de chaque cure, & de m'aider
dans l'occasion des avis d'un Médecin habile & prudent. Je ne manque-
rai pas de suivre exactement les con-
seils de ce sçavant homme, & je lui
rends compte de tems en tems du
succès de mes opérations.

Tome I. D

Si vous jugez à propos de faire part de mes observations à quelques-uns des membres de notre Académie, je vous en laisse le maître, autant que cela ne les importunera pas. Je les supplierai en ce cas-là de m'honorer de leurs avis, & de me faire part des vûes que leur pourra fournir l'importance du sujet, & qui suppléeront aux bornes de mes connoissances ; cela m'engagera peut-être à faire un plus grand nombre d'expériences, & un recueil d'observations plus complet. Mais indépendamment des grandes lumiéres que j'espére de tirer de notre sçavante Académie, je me flatte que vous voudrez bien aussi m'aider des graces de votre style, qui sçait si bien embellir les sujets les plus stériles. Je vous prie cependant d'excuser la longueur de ma Lettre, qui vous le paroîtra peut-

être moins, fi vous ne faites attention qu'à l'importance des chofes
dont elle traite.

J'ai l'honneur d'être, &c.

Lû ce 22 Janvier 1750. CLAIRAUT.

Vû l'Approbation, permis d'imprimer à la
charge d'enregiftrement à la Chambre Syndicale, le 24 Janvier 1750. BERRYER.

Regiftré fur le Livre de la Communauté des
Libraires & Imprimeurs de Paris, No. 3372.
conformément aux Réglemens, & notamment à
l'Arrêt du Confeil du 10 Juillet 1745. A Paris
le 24 Janvier 1750.

Signé, LE GRAS, *Syndic.*

D ij

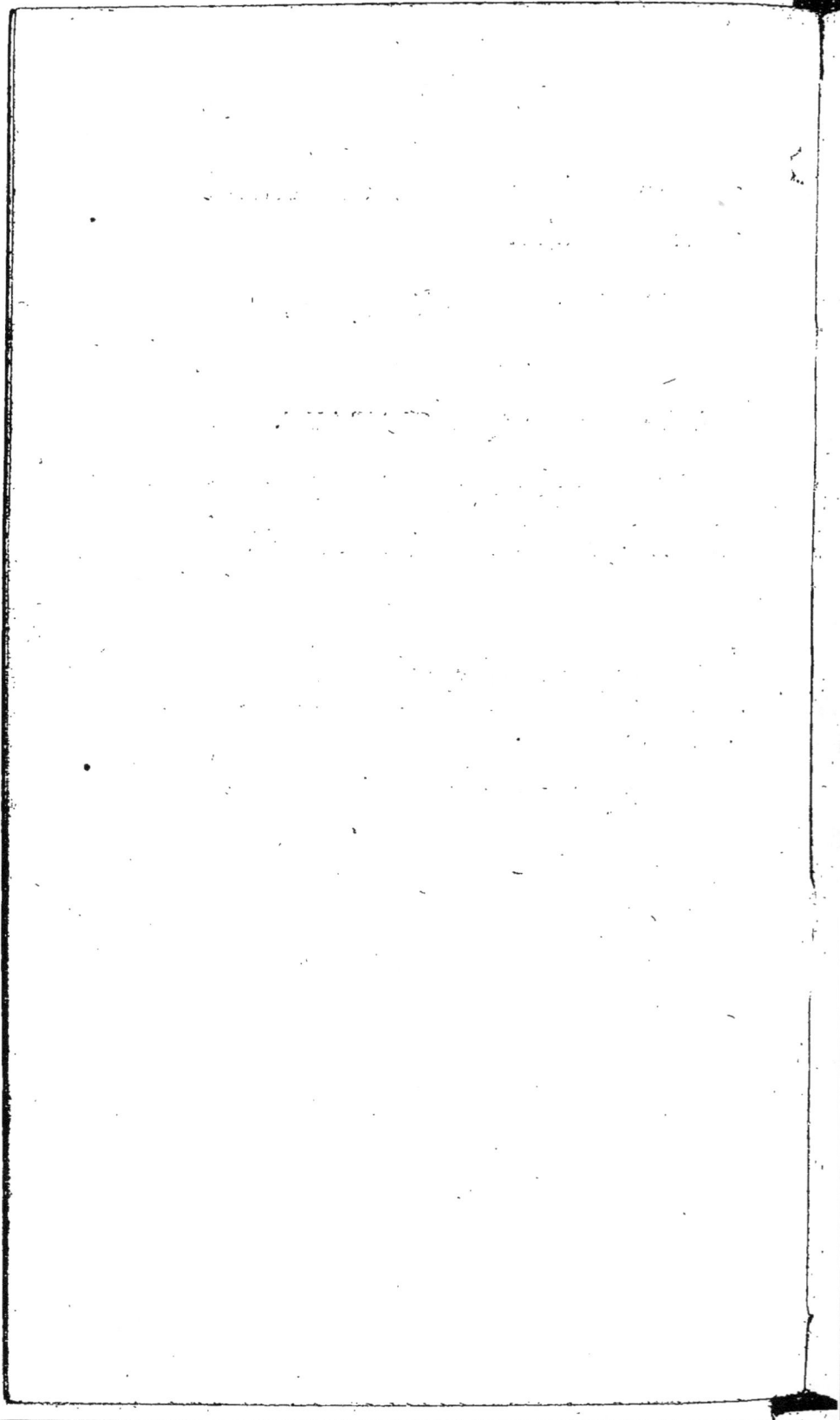

OBSERVATIONS
PHYSICO-MÉDICALES
SUR
L'ÉLECTRICITÉ,
Dédiées

'Au très-Illuftre & très-Excellent
SENAT DE BOLOGNE.

Par J. JOSEPH VERATTI, Profeffeur public de l'Univerfité, & de l'A-
cadémie de l'Inftitut de BOLOGNE :

Auxquelles on a joint

Des EXPERIENCES faites à MONT-
PELLIER, pour guérir les Paraly-
tiques au moyen de l'ELECTRI-
CITE'.

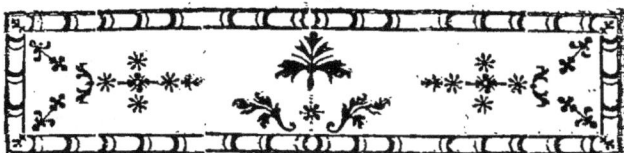

TRES-ILLUSTRES

ET

EXCELLENS

SEIGNEURS.

A Uſſitôt que ſur les invita-
tions réitérées de Perſonnes reſpectables, & aux-
quelles je ne puis rien refuſer, je
me fus engagé à publier le petit
nombre d'Obſervations que j'ai faites ſur l'Electricité, je ſentis vivement l'obligation indiſpenſable où
j'étois d'en faire hommage à VOS
ILLUSTRISSIMES SEIGNEURIES,
ſoit par la conſidération de ce que
je leur dois, ſoit par la nature du

sujet que j'entreprenois de traiter.
D'un côté, VOS SEIGNEURIES
m'ont comblé & ma famille de fa-
veurs, entre lesquelles je compte
principalement celle de pouvoir suivre mon goût pour les Sciences, &
travailler autant que la foiblesse de
mes lumiéres le permet, pour l'utilité publique. De l'autre, quand
je réfléchis que le principal but de
mes Observations est d'établir une
nouvelle méthode de guérir diverses maladies opiniâtres, à qui puis-
je à plus juste titre présenter cet
Ouvrage, qu'à VOS SEIGNEURIES
ILLUSTRISSIMES, qui sont si atten-
tives au bien public, qui procurent
avec un soin & une vigilance infa-
tigable l'avancement des Sciences
& des Arts, & qui excitent par

des

des récompenses & par des marques
de distinction, ceux qui s'y atta-
chent, à faire tous les jours de nouvelles & d'utiles recherches ? Je me
flatte que VOS SEIGNEURIES
ILLUSTRISSIMES, avec cette
même bienveillance dont elles pro-
tégent les Arts & les Sciences, &
dont j'ai si souvent éprouvé les effets, voudront bien agréer ces Observations, que je publie uniquement dans la vûe de contribuer au
bien de la société. Je n'ignore point
le peu de valeur de l'Ouvrage que
j'ose leur offrir. Je sçais encore que
les sentimens de la plus vive re-
connoissance, & du plus profond
respect avec lesquels je prens la liberté de le leur présenter, ne sont pas
capables de lui donner un prix qui

Tome I.   E

le rende digne d'elles. C'eſt donc
leur extrême bonté qui ſeule m'enhardit à leur donner ces marques
publiques de la profonde vénération
avec laquelle je ſuis,

Leur très-humble, très-
reſpectueux & très-
dévoüé Serviteur,

J. JOSEPH VERATTI.

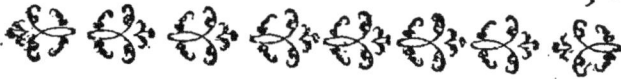

PRÉFACE
DE L'AUTEUR.

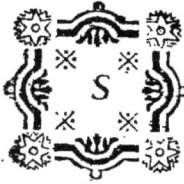

SI l'étude de la Physique expérimentale est à présent regardée de presque toutes les Nations de l'Europe, comme le plus sûr moyen de parvenir à la connoissance des admirables propriétés dont le divin Auteur de la Nature a enrichi tous les corps, il n'est pas étonnant que les Princes les plus puissans se soient servis de leur autorité & de leurs richesses pour fonder des Académies, dont les membres appliqués en grande partie à cette

E ij

ſcience ont employé avec diſ-
cernement leur induſtrie & leurs
ſoins à une étude ſi utile à la ſociété. De-là les grands progrès
qu'on a fait depuis près d'un ſiécle dans la Phyſique, au moyen
principalement des obſervations
& des expériences. L'Electricité,
dès les tems les plus reculés,
étoit regardée comme une propriété particuliére à quelques
corps, leſquels acquéroient par
le frottement la faculté d'attirer
les corpuſcules qu'on en approchoit. Mais au commencement
du dernier ſiécle, GUILLAUME
GILBERT, remarqua qu'un
grand nombre d'autres corps
étoient doués de cette vertu,
CABE'E, l'illuſtre BOYLE, &

PLOT, marchant fur fes traces,
découvrirent un plus grand nombre encore de corps électriques.
On doit joindre à leurs obfervations celles d'OTTO DE GUE-
RIKE, lequel vers le milieu
du fiécle paffé, obferva le premier la force de répulfion des
corps électrifés, & la lumiére
que rendent quelques-uns d'eux
quand on les frotte. L'Académie del Cimento fit dans le même tems diverfes expériences
très-curieufes fur cette furpre-
nante propriété; mais les plus
confidérables & les plus utiles
découvertes, doivent fans con-
tredit fe rapporter à notre fiécle, au commencement duquel
H A U X B E'E, & après lui

GRAY, se sont extrêmement distingués, en Angleterre. Bientôt après, & comme à l'envi, on observa de toutes parts les phénomènes de l'Electricité, & l'on en découvrit un grand nombre de nouveaux. MM. 'sGRAVESANDE & MUSCHENBROEK, s'appliquérent en Hollande, avec un grand succès, à ces recherches; & en France, M. DUFAY, & M. l'Abbé NOLLET, qui vient de publier sur cette matiére un sçavant & ingénieux Traité. MM. BOZE, HAUSEN, WINCKLER, &c. ont aussi fait en Allemagne, & continuent tous les jours de faire de belles & d'importantes observations. Par les soins de ces

illuſtres Phyſiciens , on n'a pas
ſeulement reconnu que l'Electricité étoit une propriété commune à tous les corps ; mais
encore elle eſt devenue, par la
beauté & le nombre de ſes phénomènes , un ſpectacle des plus
curieux & des plus à la mode.
Et en effet, les nouveaux phénoménes de l'Electricité s'obſer-
voient à peine parmi nous ,
que dans la plûpart des Villes
d'Italie on ſe mit à conſtruire
des machines pour démontrer
la force électrique du verre , &
les effets merveilleux qui en ré-
ſultent ; & les Phyſiciens obſer-
verent avec ſoin toutes les circonſtances de ces mêmes effets ,
pour découvrir, s'il étoit poſſible,

E iv

ce qui reſtoit de caché dans un
phénomène ſi étrange.

C'eſt à toutes ces recherches
qu'on a l'obligation de ſçavoir,
que l'Electricité peut en pluſieurs
cas rendre la ſanté aux malades;
découverte regardée à juſte titre
comme une des plus utiles que
l'on pût eſpérer de faire. On doit
à M. PIVATI, un de nos célébres
Académiciens, connu déja par
ſon vaſte ſçavoir, la gloire d'a-
voir le premier appliqué l'Electricité à une fin ſi ſalutaire. Il
a remarqué qu'en enduiſant la
ſurface intérieure des verres deſ-
tinés aux expériences de l'E-
lectricité, des ſubſtances douées
des qualités médicales, les parties les plus ſubtiles de ces ſub-

stances traversoient le verre avec la matiére électrique, & s'insinuoient ensemble dans le corps pour y produire les effets les plus salutaires, & souvent l'entiére guérison de maladies opiniâtres. Ce sçavant Académicien communiqua l'année passée au Public sa méthode de guérir les maladies au moyen de l'Electricité, dans une belle Lettre, adressée à M. FRANÇOIS ZANOTTI, dont la réputation & le rare mérite sont connus de tout le monde. Aussitôt qu'elle parut, je formai le dessein de travailler sur le même sujet, & de tâcher d'acquérir des connoissances nouvelles dans une matiére qui offre un champ

ſi vaſte aux recherches , non-
ſeulement des Phyſiciens , mais
auſſi des Médecins. Et il étoit
bien juſte que l'on prît en conſidération une découverte auſſi
utile à la ſociété , ſurtout dans
une Ville où par la généroſité
du Très - Saint Pere le Pape
BENOîT XIII. l'Académie de
l'Inſtitut des Sciences venoit de
recevoir, auſſi-bien que l'Inſtitut lui-même, une nouvelle forme ; enforte qu'on peut dire
qu'elle a été comme de nouveau fondée : Sa Sainteté ayant
établi dans l'Académie , par ſa
bonté paternelle & ſinguliére ,
un ordre tel qu'on doit principalement lui rapporter ſa con-
ſervation ; & l'ayant de plus

honorée de fon vénérable nom,
en l'appellant BENEDIC-
TINE. L'Académie ne pou-
voit pas recevoir ces graces dans
un tems plus favorable que celui où, fous les aufpices du Sou-
VERAIN PONTIFE, notre
Ville étoit gouvernée par un
Prince très - vigilant & d'un profond fçavoir, Son Éminence
Monfeigneur le Cardinal DORIA,
lequel par fon exemple & la
protection qu'il accorde aux gens
de Lettres, a beaucoup contribué à l'étendre & à rendre fta-
bles nos études. Et certes l'effai que je publie à préfent fur
l'utilité de l'Electricité dans la
Médecine, eft un des moindres
fruits que produit chaque jour

le nouvel ordre introduit dans
notre Académie , & par la fage
prévoyance d'un grand P O N-
T I F E , & par les foins d'un
illuftriffime Cardinal. S'il en réfulte quelque avantage pour la
Société , il doit être entiérement attribué à ceux qui poffé-
dant les plus hautes fciences
dans un degré fupérieur , & les
traitant avec un avantage inef-
timable pour l'Eglife , proté-
gent encore les nôtres , & tra-
vaillent à les étendre avec un
amour paternel , & un foin in-
fatigable. Un des principaux
points qui m'a parû devoir être
éclairci fur l'ufage de la vertu
électrique dans la Médecine, a
été d'examiner , par des expé-

riences réitérées , fi la fimple Electricité peut produire quelques-uns des effets qu'on a coutume d'attribuer à l'efficace des remédes qui y font joints. C'eft pourquoi j'ai fait les effais fuivans , dans le deffein principalement de montrer ce que l'on peut attendre de bien ou de mal de l'Electricité employée feule. J'ai effayé de l'appliquer à diverfes maladies chroniques du genre de celles qui font occafionnées par une humeur épaiffie & vifqueufe , arrêtée dans les plus petits vaiffeaux lymphatiques. J'ai auffi éprouvé fon efficace fur les maladies provenantes d'un vice oppofé , dans lefquelles on apperçoit des indices

d'un fluide fubtile, âcre & pi-
cotant, qui attaque le périofte
& les membranes, & y occafionne des douleurs fort aiguës ;
& j'ai obfervé en plufieurs cas
des effets très-avantageux de l'E-
lectricité. En effet, un principe
d'une telle fubtilité & d'une telle
énergie, qu'eft le fluide électrique, capable de pénétrer les
plus petites parties du corps,
d'accélérer fenfiblement le cours
des fluides, & d'augmenter la
tranfpiration infenfible, effets
qui font conftatés par plufieurs
expériences faites en Allemagne
& en France, femble devoir
être doué de la faculté d'atténuer & de réfoudre les humeurs
épaiffies & vifqueufes, comme

aussi de dissiper les fluides subtils
& piquans. Pendant que j'étois
occupé de ces recherches, ce
même objet étoit pris en considération d'une maniére particuliére, par M. JALLABERT,
célébre Professeur de Genève,
qui a guéri une paralysie invétérée avec un simple verre. On
peut voir le détail de cette cure,
dans un ouvrage qu'il vient de
donner au Public sur l'Electricité, aussi exact & aussi profond
qu'aucun qui ait jamais paru.
Au même tems, M. BIANCHI,
célébre Professeur de Turin, faisoit des observations sur diverses maladies, ayant imaginé de
purger par l'Electricité, & d'é-
viter ainsi aux malades le défa-

grément de prendre par la bouche des purgatifs. Son Eminence
Monſeigneur le Cardinal D e s-
L a n c e s, Prince autant re-
commandable par ſa grande pié-
té, la variété & la profondeur de
ſes connoiſſances, que par ſa
dignité, m'ayant fait la grace l'été
dernier de me communiquer
cette belle découverte, je cher-
chai d'abord à la confirmer par
de nouvelles obſervations. Enfin, ſi j'ai joint quelques expériences ſur la force d'attraction
& de répulſion, c'eſt que j'ai
crû que dans une matiére auſſi
importante, on ne devoit rien
omettre de ce qui peut rendre
cette merveilleuſe propriëté propre au grand but pour lequel

elle

elle a peut-être été créée par le divin Auteur de toutes chofes. Il refte encore bien des chofes à tenter pour déterminer les efpéces de maladies auxquelles ce reméde peut être utile, & celles où il feroit nuifible; & comment, & jufqu'à quel point, à l'aide des verres enduits intérieurement de matiéres médicales, ou de quelqu'autre matiére, on peut augmenter l'activité de l'Electricité, & de quelles fubftances on doit fe fervir fuivant la maladie à laquelle on fe propofe d'apporter du foulagement. Bien loin que j'abandonne ces différentes recherches, je tâcherai de les pouffer plus loin, ainfi que l'importance du fujet le deman-

Tome I. F

de ; m'engageant bien d'y con-
facrer mes foins & mon affidui-
té, mais non pas d'y donner le
tems , & de faire les dépenfes
qu'éxigeroient des expériences
auffi nombreufes & auffi variées.

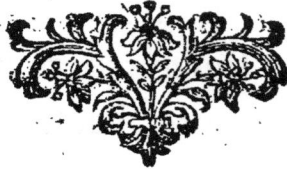

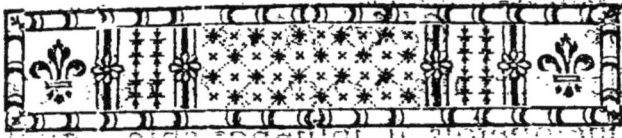

OBSERVATIONS
PHYSICO-MÉDICALES
SUR
L'ÉLECTRICITÉ.

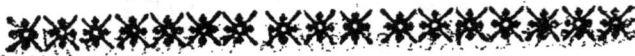

✻✻✻✻ ✻✻✻ ✻✻✻✻

OBSERVATION PREMIERE.

De l'Usage de la simple Electricité dans une Sciatique.

§. I.

EN Janvier 1747. un Dominicain d'un tempérament hypocondriaque, fut attaqué au côté droit d'une douleur aiguë qui s'étendoit souvent jusqu'à la cuisse & à la jambe. Quand il s'asseyoit ou se mettoit au lit, la douleur augmentoit , & devenoit quelquefois fi infupportable , qu'il étoit contraint de fe lever. Il lui arrivoit auffi de tems en tems de ne pas fentir de la douleur pendant quelques jours , ce qui eft ordinaire aux perfonnes qui ont cette efpéce de maladie. Cependant la violence du mal , auffibien que fa durée , obligerent ce Religieux de confulter plufieurs Médecins , & d'effayer tous les remédes qu'on lui indiqua ; mais il ne reçut aucun foulagement , ni des purgatifs , ni des décoctions de falfepareille , dont il fit ufage pendant longtems , ni des emplâtres , ni des onctions faites à la partie malade. Les bains & les autres remédes employés avec fuccès en pareil cas , ne furent pas d'un plus grand fecours.

§. II. On commença donc à électrifer la cuiffe & la jambe malades

& l'on tira de l'os sacrum, du côté, du fémur & de la jambe, des étincelles fréquentes de couleur rougeâtre, & qui se faisoient sentir vivement au patient. (*a*) Pendant l'électrisation, les muscles se contractérent, & furent agités de mouvemens convulsifs assez violens. (*b*) Au bout

(*a*) J'ai vû d'autres fois des étincelles de cette couleur, & la douleur qu'elles causoient étoit aussi fort vive. La couleur des étincelles n'est pas toujours la même. Quand on commence d'électriser, elle tire sur le violet, plus ou moins, suivant le degré de vertu électrique. Mais lorsque l'électricité est dans toute sa force, les étincelles deviennent éclatantes, & ressemblent à une flamme brillante. J'ai aussi observé que lorsqu'on chauffe le verre, afin de produire la plus forte électricité, la couleur des étincelles change souvent, & de vive, devient pâle tirant sur le jaune. Ce qui m'a fait conjecturer qu'il sortoit du feu des parties fort subtiles, qui s'unissant à la matiére électrique excitée du verre, produisoient ce changement de couleur.

(*b*) Les picotemens qu'occasionnent les étincelles, doivent nécessairement causer des frémissemens, surtout dans les muscles destinés au mouvement. C'est pourquoi chaque fois qu'on tire des étincelles de l'extrémité tendineuse, ou même du milieu d'un muscle, l'on remarque un mouvement involontaire dans la partie à laquelle il appartient. Entre les divers mouvemens que j'ai observés pendant un an que j'ai électrisé plusieurs malades, trois m'ont

de fept minutes, on donna quelque relâche au malade, & l'on continua enfuite pendant fept autres minutes l'opération. Le malade ne s'apperçut d'abord d'aucun foulagement; mais fur le foir, c'eft-à-dire, trois heures après avoir été électrifé, fa douleur diminua. S'étant mis au lit, il fentit au bout d'un court efpace de tems dans toute la partie électrifée des picotemens qui lui caufoient une fenfation défagréable, femblable à celle qu'il avoit éprouvée quand on

paru furtout dignes d'attention. Le premier eft celui de la tête, qui eft fecouée & agitée fans intertuption, quand on tire des étincelles du mufcle fternomaftoïdien. Le fecond eft produit par le mufcle deltoïde, qui éléve le bras & l'épaule. Le troifiéme s'obferve dans tout le bras, quand on fait fortir des étincelles de l'extrémité tendineufe du mufcle pectoral. M. *Jallabert* a fouvent remarqué de pareils mouvemens convulfifs, quand il tiroit des étincelles de la partie antérieure du bras de fon paralytique. Il a de plus éprouvé fur lui-même qu'il n'étoit pas le maître d'arrêter de femblables mouvemens, quoiqu'une perfonne, placée ainfi que lui fur la poix, lui tint la main & les doigts, pendant qu'on tiroit les étincelles des mufcles qui y aboutiffent.

tiroit des étincelles. (a) Cependant son sommeil ne fut point agité ; il dormit même plus tranquillement & plus longtems qu'à l'ordinaire. Le lendemain matin il sentit dans tout le bras droit une douleur qui se dissipa à l'entrée de la nuit, & la cuisse continua de se trouver mieux.

§. III. Deux jours après on l'électrisa une seconde fois. Les étincelles furent aussi vives & aussi dou-

(a) C'est un phénomène qui arrive souvent, surtout quand l'électricité a été fort vive. Quelque tems après l'opération, l'on éprouve dans les parties dont on a tiré des étincelles à peu près les mêmes picotemens qu'on a ressenti pendant l'électrisation. Il faut que la chaleur du lit influe beaucoup là-dessus, puisque la plûpart des personnes qui ont été électrisées, ne sentent ces picotemens que peu de tems après s'être couchées, ou même assez avant dans la nuit, ensorte que leur sommeil en est souvent interrompu. D'autres personnes cependant d'un âge plus avancé, n'ont senti ni le jour, ni la nuit les picotemens dont je viens de parler, quoiqu'elles eussent été vivement électrisées. J'ai aussi observé, que si l'on tire le matin, & ensuite le soir, des étincelles des personnes qui ont les fibres délicates & sensibles, quelques-unes d'elles, peu de tems après s'être mises au lit, ressentent aux doigts & à la main la même sensation qu'elles avoient éprouvées le matin pendant qu'on les électrisoit.

loureufes que la premiére, & l'agitation des mufcles caufée par les
picotemens fut la même. Mais avec
tout cela, il ne fentit pas un grand
foulagement de cette feconde opération. Cependant les mouvemens
que produifoit dans les mufcles
chaque étincelle qu'on en faifoit
fortir, m'engagerent de continuer
cette cure ; ces mouvemens me paroiffant propres à atténuer & à faire
circuler l'humeur épaiffie, caufe
de la douleur opiniâtre qu'il reffen-
toit.

§. IV. Le Religieux revint donc
chez moi pour la troifiéme fois, &
fa douleur diminüa confidérablement peu de tems après. Je ne
doute pas que je ne l'euffe plutôt
diffipée, fi la crainte de nuire à fa
fanté ne m'eût empêché de l'électrifer tous les jours. Enfin, pour
achever fa guérifon, il ne fut néceffaire

cessaire que de réitérer l'électrisation ; ce qu'on fit trois jours après.
Cette derniére opération appaisa entiérement la douleur, & le malade
a joui dès-lors d'une bonne santé,
ayant repris le sommeil, qui auparavant étoit souvent interrompu par
la violence de la douleur. Il a même pris de l'embonpoint & une meil-
leure couleur ; & il n'a eu depuis
plus d'un an que quelques légers
accès de peu de durée.

OBSERVATION II.

Sur une douleur au bras assez
opiniâtre.

§. V.

I L y a à présent quatorze ans
qu'une Dame, qui avoit eue pendant longtems une galle dont elle
avoit été enfin guérie, sentit de nou-

veau au bras droit une douleur qui augmentoit dans les changemens de tems ; ou lorfque le vent du midi fouffloit ; & cette douleur devenoit extrêmement vive quand le tems de fes régles approchoit. Au bout de cinq années, cette Dame s'étant mariée, reçut par hafard dans fes premiéres couches, à l'articulation du même bras, un coup violent qui lui caufa une vive douleur pendant trois mois. Peu de tems après, cette Dame étant redevenue enceinte, la douleur s'évanouit & ne reparut qu'après fes couches ; elle en fut incommodée pendant quatre ans confécutifs, tantôt plus, tantôt moins, (a) quoiqu'avec de bons

(a) *Hypocrate* a obfervé quelquefois dans des maladies femblables, que la douleur paroît & difparoît par intervalles pendant le tems de la groffeffe & des couches. *Quædam*, dit-il, *priufquam conciperet coxam dolebat : poftquam autem concepit, non amplius dolebat ; ubi verò peperit, vigefimâ die rurfus doluit*, &c. de morbis popul. lib. 2. Sect. 2.

intervalles. Les matiéres réfoluti-
ves, fpiritúeufes, appliquées fur la
partie malade, lui donnerent quelque foulagement : mais la douleur
s'étant réveillée, & cette Dame en
étant fort incommodée, furtout pendant les grandes chaleurs & les
grands froids, il furvint au bras une
grande foibleffe ; & la ne Dame pouvoit plus s'en fervir, que fa douleur
n'augmentât à un tel point, qu'elle
fe voyoit obligée de quitter l'ouvrage qu'elle avoit entrepris.

§. VI. La cure rapportée dans le
chapitre précédent, & quelques autres opérées femblablement à l'aide
de l'Electricité, me firent naître l'i-
dée de l'employer contre un mal fi
opiniâtre. Le premier jour je tirai
des étincelles de tout le bras pendant l'efpace de dix minutes ; la douleur, qui ce jour-là étoit très-vive,
fe rallentit peu après, & la malade

crut s'appercevoir que son bras avoit pris des forces. Le lendemain on l'électrisa encore pendant dix minutes, sans qu'il en résultât aucun accident; la malade passa même la nuit plus tranquillement qu'à l'ordinaire. Le troisiéme & quatriéme jour, on prolongea d'un quart - d'heure le tems de l'électrisation, & par ce moyen on dissipa la douleur du bras, qui acquit une telle vigueur, que cette Dame put reprendre ses occupations ordinaires sans en être incommodée.

§. VII. Pour rendre durable le bon effet de l'Electricité, on résolut d'en faire encore usage; ce que l'on fit le sixiéme jour, la Dame ayant senti la veille une douleur causée apparemment par un vent froid, qui l'ayant surprise à la campagne, arrêta probablement la transpiration. On l'électrisa donc trois

jours de suite, & ces opérations dif-
sipérent entiérement la douleur, de
laquelle elle n'a plus eu de ressen-
timent; son bras a aussi conservé les
forces qu'il avoit reprises. Cet état
se soutiendra-t-il ? c'est ce que le
tems seul fera connoître. Il y a déja
quatre mois que la Dame n'a senti
aucune douleur, si ce n'est quelques foibles & courtes attaques à
la campagne, causées par la grande
chaleur du jour, ou par la fraîcheur
de la nuit. Mais au cas que la douleur se réveille, on a au moins un
moyen prompt & efficace pour la
faire disparoître pendant quelque
tems.

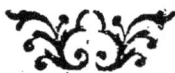

OBSERVATION III.

D'une pefanteur d'oreille, guérie par l'Electricité.

§. .VIII.

LE 28 Décembre 1747. une Dame âgée de près de foixante & dix ans, & qui depuis plus d'un an n'entendoit qu'avec peine de l'oreille droite, me demanda quel reméde elle pourroit apporter à ce mal. Quand elle approcha de l'âge où les retours périodiques des femmes ceffent, elle commença à fe plaindre d'une fluxion à la tête, au col, & quelquefois aux articulations des bras & des jambes, laquelle caufoit fouvent dans ces parties une douleur affez opiniâtre. Elle entendoit de plus dans l'oreille un bruit femblable à celui d'une eau cou-

rante; & elle ne pouvoit ni se coucher, ni s'appuyer sur l'oreille saine,
qu'elle ne sentît d'abord à l'oreille
malade une douleur aiguë, qui l'o-
bligeoit de se tourner sur l'autre
côté pour dormir; ce qui lui étoit
d'autant plus incommode, que lorsque l'ouie commença à s'affoiblir,
la douleur étoit continue.

§. IX. Je jugeai que la foiblesse
de l'ouie venoit de la même cause
qui avoit produit cette fluxion fâcheuse & opiniâtre, je veux dire, de
quelque humeur épaissie & visqueuse, arrêtée dans les membranes &
autres parties de l'oreille; & comme
dans les deux observations que j'ai
rapportées, j'avois remarqué d'heureux effets de l'électricité, il me vint
dans l'esprit d'en faire encore usage
dans ce cas-ci. J'électrisai donc l'o-
reille avec un simple verre l'espace
de cinq minutes; & l'on tira les

G iv

étincelles autant qu'il fut poſſible,
du conduit de l'ouie , de l'oreille
externe , & des environs de la temple. La douleur qu'elles cauſerent
fut vive ; l'oreille devint rougeâtre,
& acquit un aſſez grand degré de
chaleur. (*a*) J'eſſayai enſuite de découvrir ſi cette opération auroit produit un bon effet. L'oreille ſaine
étant bouchée exactement avec le
doigt, je prononçai quelques mots
d'une voix baſſe & à quelque diſtan-
ce ; la Dame entendit diſtinctement
tout ce que je dis , quoiqu'auparavant elle n'eût oui que peu de mots,
& encore d'une maniére confuſe ,
d'un diſcours que j'avois prononcé
à haute voix. Elle fut même exempte

[a] On a remarqué ſouvent le même phénoméne
en d'autres parties du corps , ainſi qu'à l'oreille,
ſurtout quand l'électricité a été forte. La rougeur
pour l'ordinaire eſt produite par pluſieurs points
rougeâtres , ſemblables à une petite lentille ; mais
ſur les perſonnes délicates , il paroît une tache entiérement rougeâtre , comme ſi la partie eut été
attaquée d'un principe d'éréſipele.

la nuit de cette douleur à l'oreille qu'elle avoit ſentie pendant un an ſans interruption, lorſqu'elle ſe cou-choit ſur le côté gauche.

§. X. Trois jours après je l'élec-triſai de nouveau, après avoir mis du feu ſous le verre électrique ; ayant remarqué que les étincelles devenoient par ce moyen plus vives & plus brillantes. (*a*) La douleur

[*a*] La vertu électrique par ce moyen paroît très-promptement & avec autant de force, que ſi l'on eût frotté le verre pendant pluſieurs minutes. Les étin-celles qu'on tire de la verge de fer & du corps hu-main, ſont auſſi beaucoup plus fréquentes & plus fortes qu'à l'ordinaire, & elles occaſionnent une douleur plus vive. Les verres ſoit ſimples ou enduits intérieurement de quelque matiére, dont on ſe ſert pour la première fois, & qui ne contractent la vertu électrique qu'après avoir été frottés quelque tems, l'acquiérent promptement par cette méthode. On a de plus remarqué que ſi on laiſſe le feu ſous les verres, ils conſervent longtems leur vertu ; & que l'humidité de l'air, qui d'ordinaire nuit à l'électricité, né l'af-foiblit point. Et en effet depuis que je chauffe les verres dont je me ſers, leur vertu paroît être la mê-me, quelle que ſoit la conſtitution du tems, ou le vent qui régne. Mais comment le feu rend-il plus forte l'électricité, ainſi que l'expérience le démon-tre ? Seroit-ce qu'augmentant l'électricité du verre, & par conſéquent les oſcillations de ſes fibres, une plus grande quantité de fluide électrique eſt chaſſée

qu'elles cauſerent fut auſſi plus forte , & l'oreille devint entiérement
rougeâtre , comme ſi l'on y eût appliqué un véſicatoïre. Cette ſeconde
opération produiſit un heureux effet , puiſque la nuit ſuivante la malade entendit aiſément des perſonnes
qui parloient dans une chambre voi-
ſine de celle où elle couchoit , ce
qui ne lui étoit pas arrivé depuis un
an. Elle ſentit encore le lendemain
matin la chaleur qu'avoit excitée
l'électriſation du jour précédent , &
cette ſenſation ſubſiſta encore quelque tems. Etant ſortie de chez elle ,
des perſonnes qu'elle voyoit fréquemment , & qui ignoroient que

---

& lancée hors du verre ? Ou bien , ſerviroit-il uniquement à garantir le verre & la main de l'humidité ſi nuiſible à l'électricité ? Ou plûtôt , ne four-
niroit-il point quelques particules , qui par leur
union avec celles du fluide électrique en augmente
la force ? Approchez la flamme d'une bougie , poſée
ſur un gâteau de réſine , d'une chaîne électriſée ,
les étincelles qu'on tirera de ſon extrémité , pa-
roîtront plus vives & plus piquantes.

je l'euſſe électriſée , s'apperçurent
qu'elle entendoit mieux qu'à l'ordinaire.

§. XI. Le jour ſuivant , on l'é-
lectriſa pour la troiſiéme fois pendant dix minutes , & l'électricité qui
fut très-vive, cauſa à l'oreille la même chaleur & la même rougeur qu'à
l'ordinaire. Après cette opération ,
la malade crut s'appercevoir que
ſon ouie s'étoit parfaitement rétablie. Quatre jours après , je lui par-
lai de nouveau d'une voix encore
plus baſſe & à une plus grande diſ-
tance que la premiére fois. Elle m'aſ-
ſura qu'elle entendoit parfaitement ,
& que depuis la premiére électriſation , elle n'avoit plus ſenti la douleur d'oreille qu'elle éprouvoit au
lit, ni ce bruit ſemblable à celui
d'un courant d'eau , dont j'ai parlé.
Enfin , au bout de pluſieurs mois ,
cette Dame m'a confirmé que les

bons effets de l'Electricité s'étoient fort bien soutenus. (*a*)

OBSERVATION IV.

De l'utilité de l'Electricité contre les douleurs de tête.

§. XII.

IL est à croire que dans les maladies qui procédent des mêmes causes, ou des causes à peu près semblables, le même reméde doit produire à peu près le même effet. Sur quoi l'on doit observer, que

[*a*] Une autre Dame incommodée depuis long-tems à l'oreille gauche, d'un bruit semblable à celui d'un courant d'eau, a été de même guérie en tirant de son oreille des étincelles pendant cinq minutes. Cette expérience a échoué sur diverses personnes, qui depuis huit ou dix années & davantage, avoient les deux oreilles ou une seule extrêmement dures, quoiqu'elles ayent été électrifées plusieurs fois, l'espace de dix & de quinze minutes; & que l'électricité parut plutôt causée par une humeur épaissie, arrêtée dans quelque partie de l'oreille, que par aucun vice des parties solides.

la même cauſe produit ſouvent des maladies ſemblables , quoiqu'elle affecte diverſes parties du corps ; ce qui fait que des maux qui paroiſſent au premier coup d'œil avoir peu de rapport, ne différent cependant qu'à l'égard du lieu qu'ils occupent. C'eſt la raiſon pour laquelle le divin Hypocrate a dit : *Sœpe eadem cauſa eſt , ſolus autem locus facit differentiam.* Ayant donc éprouvé l'efficace de l'électricité dans les cas que j'ai rapportés , je formai le deſſein de l'éprouver encore dans les douleurs de tête , produites vraiſemblablement par une cauſe ſemblable, eſpérant que le ſuccès ſeroit auſſi heureux. Je fis donc l'expérience ſuivante.

§. XIII. Au mois de Décembre de l'année paſſée , un homme fut tout-à-coup attaqué d'une douleur au front ſur l'œil droit , laquelle occupoit toute la partie interne de l'œil. Cette douleur devenoit beaucoup plus aiguë dès que l'on touchoit l'œil du doigt, quoique cependant il n'y parût aucune enflure. Au bout de ſix heures la douleur ayant augmentée conſidérablement, je crus devoir recourir à l'Electricité. Je tirai donc de l'œil pendant cinq minutes des étincelles vives & fréquentes; la douleur ſe ralentit d'abord conſidérablement, & peu de minutes après, le malade s'en crut délivré. Pendant l'opération il avoit éprouvé dans l'œil une ſenſation pareille à celle qu'auroit produite l'introduction de quelque matiére ſpiritueuſe & pénétrante. Dès le ſoir la douleur fut parfaitement diſſipée, & elle ne s'eſt plus fait ſentir depuis. (a)

[a] Une Dame, après avoir été électriſée deux fois, fut pareillement guérie d'une douleur continue au coin externe de l'œil, dont elle étoit affligée depuis pluſieurs mois. Cette douleur s'étendoit ſur

§. XIV. Une guérison si prompte, exempte de tout accident fâcheux, & qui n'avoit exigé aucun régime, m'engagea de me servir de l'électricité contre une douleur périodique assez fâcheuse, dont un homme de trente ans étoit incommodé depuis six jours. Cette douleur se manifestoit tous les jours de cette maniére. Deux heures après le lever du soleil, le malade commençoit à sentir au-dessus de l'œil gauche une légère douleur qui s'étendoit peu à peu vers la temple, & devenoit bientôt très-aiguë. Le sourcis enfloit alors, & l'on ne pouvoit le toucher du doigt, ou quelque endroit des environs, sans causer une vive douleur. Cette douleur alloit en augmentant jusqu'au milieu du jour ; elle se soutenoit dans toute

une partie de la temple, & affectoit l'œil, duquel il distilloit fréquemment, pendant la nuit, une humeur gluante.

sa force environ pendant trois heures ; & ne se dissipoit entiérement
qu'après le coucher du Soleil. Deux
années auparavant le malade avoit
été incommodé pendant quatorze
jours d'une douleur semblable , venue à la suite d'un rhume , comme
dans le cas présent. (*a*)

§. XV. Il vint chez moi le 12.
Avril de cette année , & l'on tira
pendant huit minutes des étincelles
des endroits où il sentoit de la douleur. L'opération étoit à peine finie,
que la douleur parut considérable-

[*a*] Ce genre de maladie , dont on voit souvent
des exemples, a, pour l'ordinaire , des périodes comme les maux aigus ; il est arrivé quelquefois que la
douleur a duré jusqu'au quarantiéme jour. Celles
que j'ai vûes étoient accompagnées ou avoient été
précédées d'un rhume. J'eus , il y a plusieurs années,
une vive douleur au front , qui vint pareillement à
la suite du rhume ; & malgré la saignée , & divers
autres remédes ausquels j'eus recours , je ne pus
en être débarrassé que le quatorziéme jour. Je remarque ceci afin de caractériser l'espéce de douleur
à laquelle je crois que l'électricité peut-être fort
utile , afin qu'on voye dans quel cas il convient
principalement de l'employer , & quel secours on
peut en attendre.

ment

ment diminuée , & le foulagement
qu'avoit apporté l'électricité, fe foutint pendant le tems que la douleur
avoit coutume d'être la plus vive.
De plus , elle ceffa beaucoup plûtôt qu'à l'ordinaire.

§. XVI. Je dis à cette perfonne
de revenir chez moi le lendemain
matin , au moment que fa douleur
commenceroit de l'inquiéter. Je vou-
lois voir s'il feroit poffible d'en prévenir le progrès. Le malade fut
éxact au rendez-vous , & il m'apprit qu'il avoit fenti les premiéres
atteintes de la douleur plûtard qu'à
l'ordinaire. Je l'électrifai une fois plus
longtems que le jour précédent, afin
d'empêcher que l'humeur ne s'ar-
rétât dans les parties où elle avoit
coutume de féjourner. Mais tout
ce que je pus obtenir par mes foins,
c'eft que la douleur , loin d'augmenter , fe diffipa au contraire plus

Tome I. H

promptement encore que le jour
précédent.

§. XVII. Le malade fut encore
électrifé une troifiéme fois, fa douleur ayant déja fait quelques progrès. Après qu'on eut tiré pendant
un quart-d'heure des étincelles des
parties qui en étoient affectées, elle
diminua confidérablement, & finit
auffi plutôt que le jour précédent.
La maladie, de même que la cure,
prit ici fin. (*a*) Le malade fut obligé
d'aller à la campagne, & quoiqu'il
fît beaucoup d'exercice à pied, &
qu'il s'exposât fans précaution tantôt
au foleil, & d'autrefois à un vent
froid & violent, cependant la douleur ne fe fit point fentir.

[*a*] Une autre perfonne qui fouffroit extréme-
ment d'une douleur périodique, femblable à celle-ci,
en a été entiérement guérie après avoir été trois
fois électrifée. La douleur diminuoit confidérablement après l'opération, & elle étoit beaucoup plus
foible qu'à l'ordinaire, jufqu'à ce qu'elle fe diffipât
entiérement, ce qui arrivoit plutôt que de coutume.

§. XVIII. Le retour à la ville, cette même douleur se réveilla un matin avec vivacité, & à l'heure ordinaire. On eut recours à l'Electricité ; & après qu'on eut tiré des étincelles pendant dix minutes, la douleur s'appaisa, & elle disparut entiérement deux heures après l'électrisation. Le malade ayant été encore incommodé le lendemain matin, je répétai l'expérience. L'électricité ce jour-là fut très-forte ; & elle opéra une entiére guérison. Il y a lieu de la croire de durée, puisque depuis dix mois cette personne n'a ressenti aucune douleur. (*a*)

[*a*] Quoiqu'on ait éprouvé l'efficace merveilleuse de l'électricité en diverses douleurs de tête occasionnées par une cause semblable, qui avoit attaqué les tégumens de la tête, ou le périoste ; cependant je ne voudrois pas conseiller d'en faire usage indifféremment contre toutes sortes de douleurs, telles que sont ces douleurs fixes & continues qui augmentent tout-à-coup, & ont un siège déterminé, comme il arrive quelquefois à ceux qui sont infectés de la vérole. Il est vraisemblable que, dans ces personnes : la douleur vient de quelque carie cachée

OBSERVATION V.

Sur une douleur de Rhumatifme.

§. XIX.

AU commencement de Janvier de cette année, un Religieux *dell' illuftre Congregazione Renana*, & d'un tempérament fanguin, & d'une bonne conftitution, vint chez moi. Il avoit été attaqué il y a plufieurs années de légères douleurs, tantôt à l'articulation du bras droit, & tantôt à celle des pieds, furtout en hyver. A la fin de l'automne de l'année 1747. il fentit au bras droit près du coude, une vive douleur qui s'étendit bientôt jufqu'au poignet.

des os, jointe peut-être à une exoftofe, & que cette carie occupe la furface interne de l'os. Peut-être auffi cette douleur eft-elle caufée par quelque abcès dans la fubftance médullaire. Dans ces différens cas, on ne peut fe flatter de trouver du fecours que dans l'Art des Chirurgiens.

On lui confeilla de fe laver le bras avec de l'urine chaude , avant que de fe mettre au lit ; mais le lende-main , à fon réveil , fa main & fon bras fe trouverent extrêmement en-flés , & il ne pouvoit plus s'en fer-vir. Il eut donc recours à un Chi-rurgien , qui lui indiqua quelques onctions , & lui fit envelopper fon bras & fa main d'un méfentère de mouton. Ce reméde ne fut d'aucune utilité , non plus qu'un régime affez févére obfervé pendant vingt jours , & deux faignées prefcrites par le Médecin. La farine de lupin & de féves chauffée & appliquée fur la partie malade (reméde toujours ef-ficace en pareil cas) put feule faire diminuer l'enflure. Au bout de dix jours cependant , le malade s'apper-çut que cette farine ne produifoit plus d'effet , & qu'il reftoit toujours quelque enflure au bras & à la main. Il s'apperçut encore qu'il avoit beaucoup de peine à plier les doigts, qu'il ne pouvoit ni ouvrir ni fermer la main, ni par conféquent s'en fervir ; de forte qu'il fut contraint de la tenir fufpendue à fon col au moyen d'une écharpe.

§. XX. Le peu d'effet de ces divers remédes l'engagerent à recourir à l'électricité, & le 10 Janvier je tirai pendant huit minutes des étincelles du bras, de la paume & du deffus de la main, & des articulations des doigts. J'eus d'abord de la peine à en exciter, mais dans la fuite elles parurent fort belles & forr pétillantes. (*a*) Le fuccès de

[*a*] J'ai remarqué d'autrefois & fur d'autres Perfonnes, que lorfque je préfentois à quelque partie malade le fer dont je me fers pour tirer des étincelles, je n'en excitois d'abord que difficilement. M. *Pivati* a obfervé fouvent le même phénoméne. Il m'eft même arrivé d'approcher inutilement le fer du col de deux perfonnes, quoiqu'elles ne fuffent point incommodées & que je le préfentaffe uniquement dans le deffein d'agiter & de fecouer les muf-

cette opération fut très-fenfible ,
puifque ce Religieux put bientôt
remuer le bras & la main avec beaucoup plus de facilité qu'auparavant.
Nous obfervâmes encore que les
étincelles caufoient des mouvemens
convulfifs dans les mufcles dont on

cles. La caufe d'une pareille bifarrerie n'eft pas aifée
à affigner. J'obferverai feulement que cette partie de
la peau d'où je ne pus pas tirer des étincelles ,
paroiffoit un peu noirâtre & comme meurtrie. Il y a
donc quelquefois , dans les parties où s'arrête l'humeur morbifique , un principe qui empêche que les
étincelles ne fortent. Mais d'où naît ce phénomène ? Seroit-ce que pour enflammer les corps , il ne
fuffit pas d'agiter violemment le feu élémentaire, répandu partout ? Mais de plus qu'il eft néceffaire que
des particules d'un genre différent , fur-tout celles
de fouphre que l'on regarde comme l'aliment du feu ,
s'uniffent à lui. On fçait que le fang , la limphe &
en général toutes les parties animales , en renfer-
ment une grande quantité. Cela étant pofé , il eft
probable que le fluide électrique les met en mouvement , les divife & les exalte. Suppofons , par
éxemple , dans le cas que je viens de rapporter ,
que les plus petits vaiffeaux du bras & de la main ,
ceux qui fervent à la tranfpiration infenfible , ayent
été bouchés par une lymphe épaiffie & vifqueufe qui
s'y eft arrêtée , on concevra aifément pourquoi , au
commencement de l'électrifation , on a de la peine
à féparer ces parties fubtiles , néceffaires à la pro-
duction des étincelles. Si cette conjecture eft fondée , il eft aifé de voir comment , au moyen de
l'électricité , on peut augmenter la tranfpiration &
l'exciter dans les parties où elle eft arrêtée.

les tiroit , & que le bras , la main
& les doigts étoient vivement agités ; ce qui cependant ne produifit
aucune fenfation défagréable , fi ce
n'eſt celle qui venoit de la piquûre
des étincelles. Après quelques minutes d'électrifation, elles parurent,
éclater avec plus de peine , & l'on
appercevoit auparavant un cone de
lumiére bleuâtre , accompagné d'un
bruit femblable à celui que fait la
méche d'une bougie humide , quand
on l'allume. Mais alors , fi l'on approchoit plus près de la perfonne
électrifée , le corps à l'aide duquel
on excite les étincelles , il en par-
roit une tout-à-coup. (a)

[a] J'ai vû fouvent le même phénoméne , foit que
les parties du corps dont j'approchois le fer fuſſent
malades, ou faines. D'abord, les étincelles partoient
promptement ; mais enfuite , avant que d'éclater ,
il paroiſſoit à l'extrémité du fer une aigrette d'une
lumiére bleuâtre , tirant fur le violet , & l'on entendoit une efpéce de bourdonnement qui fembloit retarder un peu l'étincelle. Ayant remarqué qu'on ne
voyoit ce phénoméne que quand la partie à laquelle
on préfentoit le fer étoit humide ou baignée de

§. XXI.

§. XXI. Le lendemain matin le bras & la main m'ayant paru confidérablement défenflés, je réitérai, avec efpérance de fuccès, les opérations du jour précédent ; & d'abord après le Malade fe fervit de fon bras & de fa main avec plus de facilité qu'auparavant. Quelques momens après qu'on eut commencé

fueur, je le regardai comme une marque que la tranfpiration augmentoit, lors même qu'on n'appercevoit encore point de fueur, ou d'humidité fur la partie électrifée. J'ai dans la fuite obfervé que ce Phénoméne eft fort rare dans les perfonnes dont la peau eft unie, & qui tranfpirent peu, à moins qu'elles n'ayent été vivement électrifées, ou que le tems ne foit fort chaud. On l'apperçoit quelquefois fur les corps inanimés, fur une verge de fer électrifée, par exemple ; & peut-être vient-il de quelque humidité attachée au fer, ou d'une vapeur humide mêlée à la matiére de l'électricité. Certains corps, humectés par hafard, au point de ne s'allumer que très-difficilement, fi on ne les préfente au feu, donnent le même phénoméne. La tranfpiration infenfible eft compofée de diverfes particules fort fubtiles, dont la plupart font aqueufes. Voilà pourquoi, lorfqu'elle augmente, on a plus de peine à exciter des étincelles. Mais quoi qu'il en foit de cette conjecture, il me femble, fi je ne me trompe, que le bourdonnement, qui précéde le pétillement, doit être confidéré comme un figne que la tranfpiration augmente : ce qui doit encourager à pourfuivre la cure qu'on a entreprife.

Tome I.   I

de l'électriſer, on s'apperçut qu'un bourdonnement précédoit l'éclat de chaque étincelle, & je remarquai que le gâteau de réſine ſur lequel le malade étoit debout, étoit humecté de la ſueur des pieds qui pénétroit au travers des chauſſons & de gros bas de laine (*a*). J'avois ſoin de lui faire quitter ſes ſouliers, afin que leur humidité ne nuiſit point à l'électricité.

§. XXII. Le troiſiéme jour on électriſa pendant un quart-d'heure le bras & la main malade, & la

[*a*] Pendant le cours de nos opérations, & après, il n'a paru aucune criſe, comme on a coutume d'en voir dans ces ſortes de maladies ; à moins qu'on ne veuille compter pour une criſe, cette humeur qui tranſpiroit des pieds, & que j'apperçus diſtinctement ſur le gâteau de réſine à la fin de la ſeconde électriſation ; ou que l'on ne prétende que la matiére morbifique eſt ſortie par les pores de la peau. Les obſervations de M. *Boʒe*, & celles que M. l'Abbé *Nollet* a fait en France, démontrent que l'électricité augmente la tranſpiration des êtres animés. M. *Jallabert de Geneve* a fait voir qu'elle produiſoit un effet ſemblable ſur les végétaux. Ce que je viens de dire ſervira à confirmer leurs obſervations par rapport aux hommes.

tranfpiration devint fi forte , que ces parties furent couvertes de fueur. Le bourdonnement qui précéde le pé-tillement des étincelles fut auffi plus grand , & elles fembloient éclater avec quelque peine.

§. XXIII. Le quatriéme jour après l'électrifation , le malade fut en état d'écrire , ce qu'il n'avoit pu faire depuis deux mois. La main & les doigts étoient entiérement défenflés. Il reftoit feulement au bras , auprès de l'articulation , une enflure qui pouvoit occuper environ quatre pouces.

§. XXIV. Le cinquiéme & fixiéme jour on tira des étincelles de la par-tie enflée , mais avec peu de fuc-cès , l'électricité ayant été beaucoup plus foible qu'à l'ordinaire.

§. XXV. Le feptiéme , nous répé-tâmes l'expérience pendant vingt minutes, & je ne négligeai rien pour

la rendre efficace. La partie électrifée contracta une grande rougeur,
le malade y fentit pendant la nuit
des picotemens, phénoménes que
nous n'avions point encore obfervés, & l'enflure diminua de moitié.

§. XXVI. Le huitiéme, l'électrifation caufa les mêmes effets que le
jour précédent, & l'enflure fe diffipa
au point de n'occuper qu'un efpace
large d'un pouce.

§. XXVII. Enfin le neuviéme,
qui fut le dernier jour de nos opérations, je prolongeai l'expérience,
& j'y employai vingt-cinq minutes.
La partie électrifée devint rougeâtre, le malade y fentit la nuit des
picotemens, & l'enflure fe diffipa entiérement. Le dixiéme il revint chez
moi; & comme la partie qui avoit
été enflée me parut un peu œdé-
mateufe, & que la main n'avoit
pas repris toutes fes forces, je lui

conseillai de la plonger pendant quelque tems dans une liqueur propre à fortifier. Dès-lors, le malade s'est servi de son bras & de sa main, sans en ressentir aucune incommodité. (*a*)

_____

OBSERVATION VI.

Sur une tumeur avec fluxion & une affection dartreuse.

§. XXVIII.

LE 7. Février de cette année, un Marchand, âgé d'environ quarante-six ans, pâle & d'un tempérament phlegmatique, vint chez moi. Les années précédentes, il avoit été sujet à des fluxions opiniâtres, cau-

[*a*] Cette observation démontre clairement que l'électricité a la vertu de résoudre une humeur visqueuse, arrêtée en quelque partie du corps, comme il arrive dans les rhumatismes, quelque difficile qu'en soit la coction.

I iij

fées par des dépôts d'une humeur fé-
reufe, qui s'étoit jettée tantôt fur
la tête, & tantôt fur le vifage, &
qui étoit prefque toujours accompagnée de douleur & d'enflure. Ce
même principe morbifique avoit produit d'autres fois de vives douleurs
de dents, rébelles à tous les remédes.
De plus, à l'entrée de cet hyver, &
peut-être à caufe de la tranfpiration
interceptée, il lui furvint au col du
pié, une tumeur qui étant venue à
crever rendit pendant tout l'hyver
une humeur dont on eut beaucoup
de peine à arrêter le cours. Pendant
l'hyver auffi de l'année précédente,
il fut tout-à-coup faifi d'un crachement de fang, qui revint à plufieurs
reprifes, & le mit en grand péril de
la vie. Cette incommodité venoit
apparemment de l'humeur acre &
corrofive qui avoit occafionné diverfes fluxions ; puifque cette an-

née le malade n'eut point de maux
de dents , & qu'il fut exempt de fluxions à la tête , & aux autres parties externes du corps. Sa fanté s'é-
tant rétablie, on apperçut , au bout
de quelques mois , un nouveau dépôt au genou droit , qui fe manifefta
d'abord par une douleur fuivie d'une
enflure à l'extrémité de la cuiffe ,
proche l'articulation. Cette enflure
fit des progrès confidérables ; elle
s'étendit fur l'articulation , & enfuite
fur une partie de la jambe , ce qui
fit que le malade ne marchoit qu'a-
vec beaucoup de peine. Les remédes
qu'on mit en ufage ne furent d'aucune utilité. La chaleur du lit rendit
fa douleur fi vive , qu'il étoit contraint de tenir la jambe ployée fans
pouvoir en changer la pofition. Cet
état fâcheux duroit depuis fept mois,
& fi l'on fait attention aux circonftances qui l'ont accompagné & pré-

I iv

cédé , on jugera qu'il étoit produit
par une humeur fort nuiſible , arrêtée dans la partie malade ; & comme
l'indiſpoſition habituelle ſubſiſtoit ,
& que cette maladie avoit paru ſur
la poitrine , il étoit à craindre qu'on
n'excitât , en la diſſipant , un nouveau crachement de ſang , une eſqui-
nancie , ou quelqu'autre accident
funeſte. Avant que de commencer à
électriſer , j'éxaminai attentivement,
à l'aide du tact, la tumeur du genou ;
je la trouvai fort profonde ; d'où je
conjecturai que non ſeulement les
tégumens , mais auſſi les muſcles &
leurs extrémités tendineuſes , étoient
affectés de l'humeur qui la cauſoit.

§. XXIX. J'ai dit que ces divers
accidens procédoient d'une matiére
acre & ſaline. Je ne tardai pas à être
confirmé dans ce ſoupçon, ayant remarqué de la rougeur & un peu
d'enflure ſur la cheville externe du

pié gauche , & fur la partie externe de la jambe , ce qui cependant n'oc-cafionnoit ni douleur ni démangeai-fon : Ces fymptômes venoient pro-bablement d'un principe dartreux ; & , depuis plus de deux mois , l'épi-derme fe deffechoit peu à peu , & fe détachoit en écailles.

§. XXX. La guérifon du Religieux, rapportée dans le chapitre précédent, laquelle avoit rempli d'efpérance cet honnête Marchand qui en avoit été le témoin , m'excita à entreprendre fa cure. J'avois de plus l'avantage de m'être affuré que l'électricité a la vertu d'augmenter la tranfpiration , au point que , malgré la faifon la plus rigoureufe , les parties électri-fées fe couvrent de fueur. Voici le journal de mes opérations.

§. XXXI. Premier jour. Je me fer-vis d'un fimple verre , & je fis fortir bientôt de la partie malade des étin-

celles , moins vives à la vérité &
moins fréquentes que celles qu'on
tire des parties faines. Les endroits
d'où l'on avoit excité les étincelles ,
devinrent rougeâtres ; & quoique
pour la premiere fois je n'euffe électrifé le malade qu'un quart d'heure ,
il ne laiffa pas d'être fort foulagé ,
& de marcher plus aifément. Il paffa
auffi une nuit tranquille , & la douleur qu'il avoit coutume de fentir
au genou diminua confidérablement.

§. XXXII. Second jour. Je répétai l'expérience pendant vingt-cinq
minutes. Les étincelles furent fort
douloureufes. Sur le foir le malade
fentit , ainfi qu'il arrive fréquemment , des picotemens aux parties
électrifées. Il dormit encore mieux
que la nuit précédente , & fe plaignit
moins de fa douleur de genou. Au
point du jour il fua pendant une

heure , ce qui lui donna du foulagement.

§. XXXIII. Troifiéme jour. Le
malade ayant été électrifé avec une
extrême vivacité pendant trente-
cinq minutes, le gâteau de réfine, fur
lequel il fe tenoit debout fans fouliers pendant l'opération, fut couvert
de fueur. Les picotemens dans les
parties électrifées furent fréquens
pendant le jour , & cauferent au malade quelque peine. Il fua pendant
la nuit , & ne reffentit point de douleur au genou. Le lendemain matin
l'enflure parut fort diminuée , & je
remarquai qu'elle étoit plus molle ,
& cédoit beaucoup plus aifément au
doigt.

§. XXXIV. Quatriéme jour. Le
fuccès du jour précédent m'engagea
à prolonger l'expérience pendant
trois quarts d'heure. Les effets de
l'électricité furent fort grands. La

partie électrisée contracta une grande rougeur, & le gâteau de résine fut baigné de sueur. Le malade s'étant mis au lit sua beaucoup, (*a*) l'enflure

(*a*) L'électricité accélere non-seulement le pouls, ce qui a déja été remarqué par tous ceux qui ont tenté avec quelque soin ces expériences ; mais aussi elle augmente le degré de chaleur du corps, ensorte que les personnes électrisées suent de toutes parts, quoiqu'on n'en tire point d'étincelles. Ce phénoméne à la vérité ne s'observe que lorsque l'air n'est pas trop froid, & qu'après que l'électrisation a duré plusieurs minutes. Notre malade commença de suer sur la fin du second jour, & la sueur parut chaque nuit pendant tout le tems qu'on continua de l'électriser. La chaleur du lit qui dilatoit les pores de la peau, en étoit apparemment la cause. Il sembloit qu'à mesure que la tumeur diminuoit, la matiére qui la causoit se dissipoit par les sueurs. Ferons-nous donc difficulté de mettre l'électricité au rang des plus puissans diaphorétiques & sudorifiques. Et si elle est douée de telles propriétés, pourquoi ne l'employera-t-on pas avec succès, contre toutes les maladies qui viennent d'une transpiration arrêtée, & d'une lymphe épaissie & visqueuse ? Ne devra-t-elle pas être efficace contre les rhumatismes, si difficiles à guérir ? Quelques expériences de M. *Jallabert* m'encouragerent de la proposer dans ces cas-là. Il a observé que les liquides électrisés s'écoulent avec plus de vîtesse à travers les tuyaux capillaires, que lorsqu'ils sont dans leur état naturel ; & que le tems employé alors à vuider différens vases, est presque d'un sixiéme plus court. L'augmentation de mouvement doit être encore plus grande dans des fluides qui coulent au travers des vaisseaux élastiques, agités sans cesse d'un mouvement oscillatoire, tels que

diminua au point qu'on l'appercevoit à peine , & la facilité de mouvoir la jambe s'accrut ; ce qui re-
doubla mes efpérances.

§. XXXV. Cinquiéme jour. Il eft
à remarquer que le malade n'ayant
point été électrifé ce jour-là , il ne
fua point la nuit.

§. XXXVI. Sixiéme jour. Nos
opérations durerent troits quarts-
d'heure , mais avec de petits intervalles. Le fentiment que cauferent
fur le foir les picotemens , fut moins
vif , & la fueur de la nuit moins
abondante qu'à l'ordinaire. Elle difparut même bientôt , & fut fuivie
d'un flux extraordinaire d'urines ,
qui produifit une infomnie. Le ma-

font ceux du corps. Il eft donc vrai-femblable que
l'electricité eft propre à écarter les obftacles qui
s'oppofent au cours des fluides du corps , à les broyer
& les divifer , & à leur donner un degré de fluidité
convenable. Mais pour opérer ces effets falutaires ,
il convient de faire ufage de l'électricité pendant
un certain tems.

lade ne ſe plaignit d'aucune douleur ; & l'enflure, à peine ſenſible , n'augmenta point.

§. XXXVII. Septiéme jour. La durée de nos opérations fut la même que celle des jours précédens, mais l'électricité fut extrêmement vive. Elle cauſa une grande rougeur , & quelque enflure à la partie électriſée (*a*). Le malade y reſſentit pendant la nuit une légere douleur; il dormit cependant , malgré un vent impétueux du midi , qui lui cauſoit ordinairement des inſomnies , & une vive douleur. Il ſua peu ; & ſes urines ne furent pas plus abondantes qu'à l'ordinaire.

§. XXXVIII. Huitiéme jour. On n'obſerva rien qui ſoit digne d'être rapporté, ſi ce n'eſt que le malade

(*a*) La piquure des étincelles occaſionne ſouvent dans les parties électriſées de l'enflure , laquelle eſt peu à craindre , puiſque d'elle-même elle ſe diſſipe promptement.

fut exempt de picotemens, & qu'il rendit une grande quantité d'urine, ce qui arrêta probablement la sueur à laquelle il paroissoit avoir beaucoup de disposition. (*a*)

§. XXXIX. Neuviéme jour. Le genou étant presque entiérement désenflé ; & les sueurs & les urines abondantes qu'on avoit observées les nuits précédentes, donnant des

(*a*) L'humeur qui cause les maladies du genre de celle-ci ne peut pas toujours se subtiliser au point de s'exhaler par la transpiration, comme on l'observe tous les jours dans les maladies aigues. Les urines sont alors le véhicule qu'employe ordinairement la nature pour la chasser hors du corps.

Ici, elles ont suppléé au manque de sueur ; peutêtre à cause de quelque qualité particuliére du principe morbifique ; peut-être aussi le fluide électrique agissant sur la partie séreuse du sang, en a-t-il augmenté la fluidité, ce qui a rendu les sécrétions plus promptes & plus abondantes. D'un côté l'on sçait que la partie séreuse du sang est composée d'un fluide acqueux, d'une espéce de gelée & de particules salines ; & de l'autre, que l'eau acquiert, par communication, une forte électricité ; ensorte qu'elle donne dans l'obscurité une lumiére extrêmement vive, surtout si elle a été chauffée. C'est ce que M. *Jallabert* a en particulier observé ; & j'espere dans la suite prouver par diverses expériences, que l'eau est un des fluides qui attire à soi une plus grande quantité de matiére électrique, de même qu'il y a d'autres fluides qui semblent la repousser.

efpérances d'une parfaite guérifon,
je voulus tenter les mêmes opérations fur l'autre jambe , attaquée
vraifemblablement d'une dartre. Je
tirai pendant fept minutes des étincelles vives & fréquentes de la partie rougeâtre, & du talon , fur lequel
fe formoit une croute qui tomboit,
& fe renouvelloit promptement. On
électrifa enfuite pendant trente-cinq
minutes l'autre jambe , à l'endroit
où l'on appercevoit encore quelque
enflure. Le malade fentit dans l'une
& dans l'autre , aux endroits électrifés , les picotemens ordinaires : il fut
fort agité la nuit , & le lendemain
matin étant revenu chez moi, je le
trouvai fort trifte. La jambe gauche
me parut moins rouge , & avoir repris en quelques endroits fa couleur
naturelle. Ces obfervations me firent naître l'idée que l'éruption des
particules falines qui caufoient la
dartre ,

dartre, s'étoit arrêtée ; & que ces particules ayant reflué dans le fang, avoient produit l'infomnie & l'inquiétude de la nuit précédente : C'eft pourquoi, au lieu de réitérer l'électrifation, je confeillai au malade de fe faire tirer du fang ; l'état de fon pouls dur & fréquent me paroiffant l'éxiger ; mais il renvoya au lendemain à fuivre mon confeil. L'expérience m'avoit appris combien l'électricité eft propre à provoquer la tranfpiration & les fueurs ; & par conféquent, la néceffité de fe garantir de tout ce qui peut refferrer la peau, furtout dans une faifon froide & négeufe : Auffi l'avois-je fouvent exhorté de fe tenir au lit, au moins pendant quelques heures après nos opérations ; mais le foin de fes affaires, & l'efpérance que les progrès rapides de la cure lui avoient donné de guérir entiére-

Tome I. K

ment fans ce fecours , l'en détour-
nerent. Il venoit même tous les ma-
tins chez moi pour fe faire électrifer , par un tems très-froid & fouvent négeux ; & chaque jour , fes
affaires l'obligeoient de s'expofer
plufieurs fois à un air froid , capable de refferrer les extrémités des
vaiffeaux , & d'empêcher que la
matiére qui caufoit la maladie ne
s'exhalât par la tranfpiration & les
fueurs.

§. XL. Dixiéme jour. J'allai chez
lui pour éxaminer le fang qu'on lui
avoit tiré. Je fus furpris de le voir
couvert d'une coëne fort dure, de
plus de dix lignes d'épaiffeur ; fa
partie rouge étoit fort noire & hui-
leufe. Malgré cela le malade étoit
fans fiévre , & avoit un pouls mol-
let & égal. Il avoit affez bien repofé
la nuit, & beaucoup uriné. Sur le
foir il eut un peu de fiévre , &

reſſentit au genou quelque douleur.

§. XLI. Onziéme jour. La rougeur de la jambe gauche étoit entiérement diſſipée, & on n'appercevoit d'autres marques d'indiſpoſition
qu'un peu d'enflure à la cheville (*a*).

(*a*) La prompte diſparition de la dartre, dont
depuis deux mois la jambe étoit attaquée, eſt une
preuve ſenſible de l'efficace de l'électricité dans certaines affections cutanées; & de la circonſpection
avec laquelle on doit s'en ſervir. Je n'eus beſoin
ici que d'une opération de ſept minutes, pour obli-
ger la matiére morbifique d'abandonner entiérement
la jambe dans l'eſpace d'un peu plus de deux jours.
Une ſi prompte guériſon, qui n'avoit point été
précédée de la coction de cette matiére, & qui ne
fut accompagnée d'aucune criſe, ne pouvoit que
produire de fâcheux effets. La fiévre qui parut alors
pour la premiére fois, & l'épaiſſiſſement extraordinaire du ſang, en furent probablement les ſuites. Je
ne voudrois pas cependant en conclure que l'électricité eſt tout-à-fait nuiſible à ces ſortes de maux.
La plûpart des remédes les plus puiſſans demandent
d'être employés à propos & avec méthode. Quels
accidens funeſtes n'ont pas d'abord produit les frictions de mercure! Mais enſuite des expériences réitérées ont indiqué les précautions à prendre, non-
ſeulement pour écarter tout danger, mais encore
pour en aſſurer le ſuccès. Et puiſque les remédes
les plus actifs ont beaucoup de peine à empêcher
les mauvais effets des particules ſalines qui produi-
ſent les dartres, & autres maladies de ce genre; je
crois qu'il convient de ſe ſervir de l'électricité,
pourvû que ce ſoit avec beaucoup de prudence;
comme, par exemple, en ne l'employant que dans
un degré de force médiocre & pendant quelques

K ij

Cependant la fiévre fe foutint pendant fept jours , mais dans un degré
affez foible ; & la nuit , les urines
& les fueurs furent toujours très-
abondantes. Pendant cet intervalle
il but beaucoup , & l'on eut foin de
diffoudre du nître dans fa boiffon.
On tâcha de redonner au fang fa
fluidité au moyen des remédes les
plus en ufage , entr'autres du fang
de bouquetin , que l'on regarde
comme diaphorétique, & comme un
excellent diffolvant. La faignée fut
réitérée , & le fang , ainfi que la premiére fois , fut coëneux & fi épais ,
qu'on eut de la peine à le couper.

§. XLII. La fiévre s'arrêta le feptiéme jour , mais deux jours après
elle recommença. La dureté & la

minutes , & en laiffant entre les opérations des
jours d'intervalle. Je voudrois encore , qu'au même
tems on eût recours aux remédes internes , que
l'on fçait être les plus utiles en pareil cas. L'ufage
des décoctions de bois fudorifiques , celui des eaux
minérales , peuvent fort bien s'accorder avec nos
expériences.

force du pouls m'obligerent d'or-
donner une troifiéme faignée. Je
trouvai le fang affez épais , quoique
moins qu'aux deux premieres. Quatre jours après la faignée, le malade
ayant fué & uriné copieufement , le
pouls revint à fon état naturel , à
quelque dureté près qu'on y remar-
quoit encore. Il devint fréquent au
bout de fix autres jours , & le malade eut pendant trois nuits de la
fiévre , que la crife ordinaire des
fueurs & des urines fit enfin entiérement difparoître. Mes obfervations
& la cure fe terminent ici. La rougeur de la jambe gauche n'a plus
paru , mais le malade a fenti encore
quelque douleur au genou. Sa foibleffe & l'extrême rigueur de la
faifon ne lui permirent pas de recourir à l'électricité , & le grand
nombre d'affaires dont il a été depuis chargé , l'en ont empêché.

OBSERVATION VII.

Sur un écoulement de larmes.

§. XLIII.

UNe Dame de trente-ſept ans, qui allaitoit, d'un tempérament phlegmatique, & ſujette à des maux d'yeux, dont il couloit ordinairement, tantôt d'un ſeul, & tantôt des deux enſemble, une humeur acre & piquante, avoit eu, il y a pluſieurs années, une tumeur au coin interne de l'œil gauche. Cette tumeur s'étant diſſipée, avoit laiſſé une fiſtule d'où tombe encore goutte à goutte, une lymphe qui ne cauſe cependant ni douleur ni ardeur. Peu de mois avant la cure que nous allons décrire, il diſtilla du même œil une humeur abondante, qui, ayant été négligée, y occaſionna des

picotemens très-vifs , & une inflammation accompagnée de douleurs
de tête. Pour appaiser cette inflammation , on recourut à diverses sai-
gnées , à une diette fort éxacte ,
& l'on fit garder au malade le lit
plusieurs semaines. On se servit outre cela d'émolliens & des autres
remédes usités en semblables cas.
Peu de tems après , il coula de nouveau de l'œil gauche une humeur
acre & piquante , accompagnée de
douleurs dans l'œil & d'élancemens.
Ces symptômes allérent en augmentant , & il s'y joignit une vive douleur au front , qui s'étendit sur la
temple gauche , & de-là , jusqu'au
milieu de la tête.

§. XLIV. Les remédes employés
jusqu'alors ne produisant pas d'a-
bord l'effet qu'on en attendoit , la
douleur que cette Dame éprouvoit
au front& à la tête , me firent pren-

dre la réſolution de l'électriſer. J'eſ-
pérois par-là détourner la fluxion &
débarraſſer l'œil. Je tirai donc pendant cinq minutes des étincelles
extrêmement vives & piquantes. La
douleur du front & celle de la tête
s'affoiblirent promptement, & il n'en
reſta bientôt plus qu'un léger reſ-
ſentiment. L'humeur qui couloit de
l'œil , & l'ardeur qu'elle cauſoit ,
diminuerent auſſi conſidérablement.
La Dame paſſa une nuit beaucoup
plus tranquille , puiſque l'œil fut
exempt de douleur. Et comme pendant la nuit il ne s'y étoit point
amaſſé d'humeur, à ſon réveil elle
l'ouvrit aiſément ; ce qu'elle n'avoit
pas pu faire les jours précédens.

§. XLV. Elle revint chez moi le
jour ſuivant , & après l'avoir exa-
minée & interrogée avec ſoin , je
trouvai qu'il ne lui reſtoit d'autre
incommodité que de légers picote-

mens

mens aux deux angles de l'œil, produits par quelques larmes qui en couloient de tems en tems. Elles ne m'empêcherent point de risquer une seconde expérience ; je fis sortir des étincelles des coins externe & interne de l'œil , & des paupieres , prenant garde que l'œil fût fermé. Elles furent fort douloureuses ; le blanc de l'œil devint rougeâtre , & causa de la douleur ; mais au bout de quatre minutes , cette douleur se dissipa , & le blanc de l'œil reprit sa couleur naturelle.

§. XLVI. Je réitérai enfin pour la troisiéme fois l'expérience, la Dame étant presque guérie. Elle ne s'appercevoit plus que de foibles picotemens au coin externe de l'œil, & quelquefois à l'interne. Je jugeai qu'ils étoient produits par quelque dépôt qui s'y étoit formé ; c'est pourquoi je les électrisai de nouveau.

Tome I. L

Cette troifiéme opératión procura une parfaite guérifon ; il ne refta que l'ancienne incommodité de la fiftule , dont la lymphe , qui en diftilloit , avoit perdu cette qualité acre & piquante que les accidens furvenus lui avoient donnée.

§. XLVII. Trois mois après , cette fluxion ayant de nouveau paru avec tous les fymptômes que j'ai rapporté , cette Dame , dès le fecond jour , eut recours à la vertu électrique. On n'eut befoin que d'une feule opération pour lui rendre la fanté.

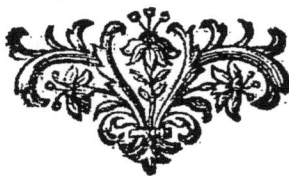

OBSERVATION VIII.

Sur une affection nerveuse.

§. XLVIII.

L'Histoire de la maladie que je vai décrire est curieuse & étrange, & les effets opérés par l'électricité ne font pas moins surprenans. Il y a près de quatre ans qu'un homme d'une compléxion délicate, âgé de trente ans, fut attaqué brusquement de nuit, avec menaces de lui ôter la vie. La peur qu'il eut fut si violente, que nonobstant une prompte saignée & l'usage de divers cordiaux, il sentit bientôt une telle foiblesse dans les membres inférieurs, que non-seulement il devint sujet à broncher en marchant, mais encore, il avoit de la peine à se tenir

L ij

debout. Peu de tems après , il fut contraint de garder la chambre, & même le lit , perdant peu à peu l'appétit , & étant fort incommodé de la soif. J'examinai & queſtionnai avec soin le malade , & j'appris qu'on avoit inutilement fait uſage des antiapoplectiques les plus efficaces , tels que les bouillons de vipere , les vins médecinaux, &c. Son viſage étoit enflé , & jaunâtre , marque de la longueur du mal & de la difficulté de le guérir. Tout le corps , & ſurtout les jambes & les cuiſſes, étoit fort amaigri ; & il étoit impoſſible de le voir ſans craindre que la maladie ne dégénérât en éthiſie , ou en une vraie paralyſie des membres inférieurs. La langue étoit couverte d'une muſcoſité blanchâtre fort épaiſſe ; l'eſtomach abhorroit les alimens ſolides , & il avoit une ſoif immodérée de toutes ſortes de boiſſons. Le malade outre cela étoit toujours mélancholique, & rêveur. Lorſqu'il avoit fait quelques pas, ou s'étoit tenu quelques momens debout, il trembloit de tout le corps, comme s'il eût été affligé d'une paralyſie ; & de peur de tomber, il étoit contraint de ſaiſir le premier appui qu'il rencontroit. Malgré ces fâcheux ſymptômes, on n'appercevoit ni fiévre, ni toux, ni difficulté de reſpirer. Enfin entre les effets ſinguliers cauſés par cette peur violente, on ne doit pas omettre la ſuppreſſion totale d'une ſueur abondante à la plante des piés, à laquelle le malade étoit ſujet dès l'enfance.

§. XLIX. Quelqu'opiniâtre que fût la maladie, & quoiqu'elle empirât à vûe d'œil, je crus devoir recourir à l'électricité, comme à l'unique reméde qui reſtât à tenter. Ses effets ſalutaires dans d'autres maux qu'on

L iij

avoit jugé incurables, m'exciterent encore à entreprendre cette cure. Je la commençai le 8. Janvier de cette année, & elle dura soixante jours. L'idée où j'étois que cette maladie procédoit des nerfs, vû sa cause & ses symptômes, m'engagea de tirer des étincelles des endroits d'où les nerfs nécessaires au mouvement prennent leur origine. Pour cet effet, je fis ouvrir son habit le long de l'épine du dos; & l'ayant mise à découvert, je garantis le malade du froid en l'électrisant auprès du feu. Le premier jour & les suivans, on fit sortir les étincelles de la nuque du col, de toute l'épine du dos, des reins & des jambes; & pendant, & après l'opération, je remarquai, 1°. que tout le corps transpiroit abondamment, & que les mains étoient humectées de sueurs. Je crus d'abord que cet accident venoit plûtôt de l'imagination & de la crainte du malade pour le reméde , que de l'efficace de l'électricité (*a*); mais je

(*a*) Un des effets les plus fenfibles de l'électricité fur le corps , eft de provoquer la fueur. M. *Pivati* , dans fa Lettre fur l'Electricité Médicale, *pag.* 35. *&* 36. rapporte qu'ayant électrifé une feule fois , avec un verre enduit de matiéres médicales , un jeune homme attaqué aux jambes , & fur-tout à la gauche , d'une fluxion opiniâtre , il l'avoit guéri au bout de huit jours , après l'avoir fait fuer chaque matin de la jambe gauche. Il a obfervé un effet à peu près femblable de l'électricité fur une autre perfonne af- fligée d'une douleur à la hanche , laquelle après avoir été électrifée avec un verre enduit intérieu- rement de baume du Pérou , eut la nuit des fueurs abondantes , qui exhaloient une vive & agréable odeur de baume. S'il eft vrai , ainfi que le conjec- ture avec quelque fondement M. *Pivati* , que les particules les plus fubtiles des fubftances balfami- ques , dont on a enduit les verres électriques , pé- nétrent au travers du verre , & s'infinuent avec la matiere de l'électricité dans le corps ; on pourroit croire que c'eft à ces particules qu'on doit attribuer les fueurs obfervées par M. *Pivati* , plûtôt qu'au fluide électrique lui-même. Mais , quoi qu'il en foit , le fait que je rapporte ici , montre clairement que fans le fecours de fubftances balfamiques , la ma- tiére électrique peut feule provoquer de grandes fueurs , puifque je ne ne me fuis fervi dans toutes mes opérations que d'un fimple criftal de Venife , de forme Cilindrique , épais d'une ligne , de qua- tre pouces & demi de diamêtre , & long de onze pouces. De tout cela il réfulte , que l'électricité opére de la même maniére que quelques excellens remédes , qui non-feulement ont la vertu d'atténuer & de réfoudre les matiéres épaiffes & vifqueufes qui bouchent & obftruent les petits vaiffeaux , mais

L iv

changeai d'idée , ayant obfervé conftamment de la fueur pendant les cinquante-neuf jours que continua

encore d'exciter quelque crife , & qui mettent ainfi le malade à l'abri d'une rechute , ou de la crainte de tomber dans quelqu'autre maladie.

L'électricité , fi je ne me trompe , eft du genre de ces remédes qui produifent prefque toujours quelque crife , pourvû que le peu de foin du malade n'y mette point obftacle. C'eft pourquoi on ne fçauroit trop recommander un bon régime aux perfonnes qu'on électrife , & fur-tout de fe garder du froid , capable d'arrêter la crife. J'ai vû des perfonnes affligées depuis longtems de douleurs fur lefquelles l'électricité avoit d'abord produit d'heureux effets , languir enfuite , & avoir bien de la peine à fe remettre , pour n'avoir pas tenu le lit après l'électrifation , & s'être expofées imprudemment à la rigueur de la faifon. Il n'y a pas même longtems qu'une perfonne incommodée d'une fciatique invétérée , dont , après trois de nos opérations , elle avoit tout lieu d'efpérer d'être promptement guérie , fut furprife d'une fiévre tierce , dans une faifon où elles n'ont pas coutume de paroître ; pour avoir fouffert de l'humidité & du froid ; & la douleur ne la quitta , qu'après qu'elle eut fait ufage , pendant un certain tems , de divers fébrifuges.

Il eft donc à propos que les malades qu'on électrife tiennent le lit , & qu'ils fe garantiffent foigneufement des injures de l'air ; furtout , fi l'on foupçonne que l'électricité puiffe exciter la fueur ; ce qui ne manque pas d'arriver lorfque la matiére qui caufe la maladie eft abondante , comme dans les rhumatifmes , les fluxions , les dépôts d'humeurs & autres maux femblables. Mais quand le principe morbifique eft fubtil & en petite quantité , enforte qu'il agit plûtôt par fa qualité acre & picotante , que par fon abondance , comme dans de l'électrifation, quoiqu'à la vérité en moins grande quantité fur la fin de la cure, qu'au commencement. Le malade, foit à caufe de la rigueur de la faifon, foit à caufe de fa foibleffe, fe faifoit porter chez moi en chaife; & de retour en fa maifon, il gardoit le lit deux où trois heures, pendant lefquelles il avoit une légere fueur qui reparoiffoit fouvent la nuit. Cette fueur fut pendant quelques femaines épaiffe & vifqueufe; mais enfuite, à mefure que fa fanté

certaines douleurs opiniâtres de tête, ou de quelqu'autre partie du corps où il ne paroît aucune enflure; alors il n'eft pas befoin de tant de précautions, furtout dans une faifon favorable. D'ailleurs les fueurs que l'électricité provoque, ne s'obfervent pour l'ordinaire que la nuit, après la feconde ou la troifiéme électrifation, c'eft-à-dire, lorfque la matiére morbifique a acquis le degré de coction néceffaire, & la facilité de fortir par les petits tuyaux excrétoires de la peau; & elles continuent le plus fouvent jufqu'à la fin de la cure. Je préfererois donc le foir pour le tems de nos opérations, dans tous les cas où l'électricité peut provoquer la fueur & la tranfpiration, parce qu'alors le malade, fans être diftrait de fes affaires, peut aifément garder le lit plufieurs heures après l'électrifation.

fe rétabliffoit , elle perdit de fa vif-
cofité , & devint plus fluide. Il en
fortoit de la plante des piés & des
aiffelles , une plus grande quantité
que des autres parties du corps ; &
à chaque opération , l'on étoit contraint d'effuyer le gâteau de réfine
fur lequel le malade fe tenoit debout fans fouliers , la fueur perçant
au travers des bas & des chauffons.
Celle qui venoit des aiffelles fe faifoit auffi jour au travers des habits.
Le dixiéme jour la fueur fpontanée
des piés , à laquelle le (a) malade
avoit été autrefois fujet , fe manifefta
de nouveau. Elle difparut encore ,
parce que je fus obligé de ceffer
pendant dix jours mes opérations ;

(a) La chaleur à la plante des piés , qu'éprou-
vent prefque tous ceux qu'on électrife debout fur
un gâteau de réfine , eft une marque fenfible que le
fluide électrique agit principalement en cette partie
du corps ; & qu'il y augmente le frottement des
fluides & des folides , d'où réfulte naturellement
une grande tranfpiration.

& elle ne revint, de même que la fueur nocturne, qu'après que je les eus reprifes.

§. L. Lorfque l'électricité étoit vive, on fentoit une odeur de foufre. M. *Beccari*, célébre Phyficien, qui affifta à mes premiéres épreuves, la compara d'abord à l'odeur d'un chat qu'on électrife, en lui frottant le dos avec la main. Elle dura pendant tout le tems de la cure, & fe faifoit d'autant mieux fentir, que l'électricité étoit plus forte, & la tranfpiration plus abondante. C'eft fans doute la raifon pourquoi l'odeur qui s'exhaloit des aiffelles, caufoit une impreffion plus vive (a).

(a). M. *Watfon*, qui s'eft appliqué avec beaucoup de foin & de fuccès aux expériences fur l'électricité, a fenti, à une diftance affez confidérable, une odeur de phofphore. Je l'ai fouvent fenti lorfque je frottois moi-même le verre. Ceux qu'on électrife avec vivacité, foit qu'ils fe portent bien ou qu'ils foient malades, exhalent pour l'ordinaire une odeur femblable, laquelle eft d'autant plus forte, & s'étend d'autant plus loin, qu'ils ont plus de facilité à

§. LI. L'accélération du pouls
m'a paru conftante , pendant qu'on
électrifoit le malade ou qu'il fuoit
dans fon lit. Je l'ai même fouvent
trouvée fi confidérable , que j'avois
peine à croire qu'elle ne fût pas accompagnée d'une fiévre violente ;
mais dès que la fueur s'arrêtoit , le
pouls revenoit à fon état naturel.

§. LII. Le fecond jour de la cure,
fur la fin , on apperçut quelque
amendement. Ceux qui aidoient au
malade à monter & à defcendre l'efcalier , trouverent qu'il prenoit des
forces , & s'appuyoit plus foiblement fur eux. La vigueur augmenta
de jour à autre , & le tremblement
dont tout fon corps étoit agité quand
il fe tenoit debout , diminua peu à

---

tranfpirer & à fuer. C'eft ce qui m'a fait foupçonner
qu'elle ne venoit pas tant de la matiére même de
l'électricité , que de quelques particules volatiles
qui fortent du corps des perfonnes qu'on électrife par
fommunication.

peu, & difparut enfin tout-à-fait. La
langue perdit fa mufcofité, & il ceffa
d'être tourmenté de la foif, & d'a-
voir de la répugnance pour les alimens folides.

§. LIII. Je réfolus le quarantiéme
jour, le malade marchant déja librement dans fa maifon, de faire
une tentative avec un verre enduit
intérieurement de fubftances réfineufes & balfamiques. Outre la différence que je me propofois d'obferver entre fes effets & ceux d'un
fimple verre, j'efpérois encore par-
là hâter la cure.

§. LIV. Je choifis pour cet effet
un cilindre de criftal de Venife,
dont en d'autres occafions j'avois
éprouvé la vertu, & qui ne le cédoit à celui que j'avois employé
jufqu'alors, qu'en ce qu'il donnoit
un peu moins de matiére électrique. Je ne remarquai point de dif-

férence dans la couleur ni dans la vivacité des étincelles ; mais le malade se plaignit qu'elles étoient plus douloureuses que quand on l'électrisoit avec un simple verre. Tous ceux qui dans la suite se sont prêtés à ces essais, ont éprouvé la même chose (*a*) ; entr'autres , l'illustre

(*a*) Chacun sçait que M. *Pivati* , a le premier imaginé d'enduire les verres électriques de drogues convenables , & qu'il a par ce moyen opéré des guérisons admirables. Je suis persuadé qu'en les enduisant intérieurement de matières résineuses & sulphureuses , on en rendra l'électricité plus forte & plus active. *Hauxbée*, à qui l'on est redevable de plusieurs découvertes sur l'électricité , avoit déja observé au commencement du siécle , que les globes enduits intérieurement de cire d'Espagne , attiroient des fils à une moindre distance par les endroits non enduits , que par ceux où la surface intérieure étoit couverte de cire. Il remarqua encore que ces mêmes globes , vuidés d'air , ne pouvoient attirer les corps légers que par les endroits enduits de cire ; d'où il semble qu'on peut conclure , que les parties les plus subtiles de la cire d'Espagne pénétroient au travers du verre. *Hauxbée* démontra , par une autre expérience , que certains corps électrisés agissent au travers du verre. Il suspendit des fils dans un globe de crystal , qu'il ferma ensuite avec soin , & en ayant approché successivement de la cire d'Espagne , de l'ambre , & un tube de verre électrisés , les fils furent vivement agités. M. *Bose* a éprouvé que des globes enduits au-dedans de poix , ou de cire d'Espagne , conservoient

M. *Zanotti* , qui a de plus obfervé que les étincelles produites par des verres enduits intérieurement de ma-

la vertu d'attirer trois ou quatre jours après avoir été électrifés. J'ai toujours cru que non feulement la matière électrique qui émane de ces fubftances, paffe librement à travers le verre ; mais encore que des particules plus groffiéres , comme font celles qui s'exhalent des matiéres odorantes , pouvoient le traverfer. L'illuftre *Boyle* dans fon traité *de Corporum folidorum porofitate* , rapporte que les métaux, fi difficiles à être volatilifés , peuvent au moyen du feu pénétrer les pores du verre. De l'efprit de corne de cerf diftillé dans un récipient de verre ordinaire , affez gros & affez large, traverfa le verre , & fe raffembla en petites gouttes fur fa furface extérieure. Le même *Boyle* a vû fouvent divers métaux renfermés dans des vafes de verre, fcélés hermétiquement & expofés pendant longtems à un feu violent, augmenter confidérablement de poids. Je fçai fort bien que la longue action d'un feu ardent eft d'une grande efficace pour dilater les pores du verre , & faciliter la tranfmiffion des particules groffiéres & pefantes , telles que font celles qui produifent l'augmentation de poids. Mais auffi l'on accordera qu'un degré médiocre de chaleur , tel qu'eft celui qui naît du frotement du verre , eft capable de dilater les pores du verre , & de fubtilifer les particules qui fe détachent des corps odorans , au point que ces particules fe tranfmettent au travers du verre. Quoique je ne me fois point propofé d'expliquer un phénoméne auffi digne d'attention , qu'eft celui de la tranfmiffion des odeurs à travers le verre , je ne laifferai pas de rapporter ici ce que le hazard m'a fait obferver. Sur la fin de l'année précédente, j'enduifis intérieurement de térébenthine de Chypre un verre cilindrique , & je nétoyai enfuite exactement avec de l'efprit de vin & ❂n jaune

tiéres balfamiques, étoient plus fortes & plus actives. La fueur fut auffi
plus abondante, en particulier pen-

d'œuf fa furface externe, enforte qu'il n'y reftoit
aucune parcelle de réfine ; quelques jours après,
j'électrifai pendant deux minutes ce Cilindre ; une
odeur de térébenthine fe répandit auffitôt fur une
feuille de tole de deux piés & demi de longueur
placée auprès ; & m'étant approché fort près du
verre, je fentis, de même que deux autres perfonnes qui étoient avec moi, une forte odeur de térébenthine. Quatre jours après, je réitérai cette
expérience avec le même Cilindre : le réfultat fut
le même ; & au bout de demi-heure, ceux qui en-
troient dans la chambre fentoient encore diftinctement l'odeur de la térébenthine. Les autres tentatives, faites dans la fuite avec ce même verre,
n'ont donné aucune odeur, quoiqu'il produifit de
fortes étincelles. Voici une autre obfervation qui
indique d'une maniére fenfible, que dans de certaines circonftances, les matiéres odorantes pénétrent le verre. J'enduifis de benjoin la furface intérieure d'un Cilindre de verre, & je le plaçai à quelque diftance du feu, pour qu'il fe refroidit lentement. Il s'en exhala une odeur de benjoin affez
forte : foupçonnant qu'elle venoit de quelques particules qui étoient reftées fur la furface externe du
verre, je le nétoyai de nouveau par dehors avec
de l'efprit de vin, & l'effuyai foigneufement avec
un linge ; auffitôt qu'il fut refroidi, je n'apperçus
plus l'odeur. Plufieurs heures s'étant écoulées,
j'approchai derechef le Cilindre du feu ; l'odeur du
benjoin fe fit bientôt fentir, & elle augmenta fenfiblement quand on frotta le Cilindre avec une étoffe
de laine. Cette épreuve répétée cinq fois en différens jours, eut le même fuccès ; & ceux qui y
affifterent reconnurent aifément l'odeur agréable du
benjoin, furtout quand on frottoit le verre. Je le

dant

dant les cinq premiéres nuits ; & la
fanté du malade s'étant confidérablement affermie , il vint à pié les

fis enfuite rapidement tourner à l'aide d'une machine de rotation ; il ne donna qu'une foible
odeur , à peine diftincte de celle de l'électricité.
Cependant quand on approchoît le nez de l'endroit
du Cilindre , fur lequel on avoit appuyé la main ,
on fentoit aifément l'odeur du benjoin ; & la main
qui avoit frotté le verre , en conferva quelque tems
l'impreffion. Cette expérience réitérée plufieurs fois ,
on ne fentit plus l'odeur du benjoin. L'émanation
des odeurs que le hafard m'a fait obferver , vien-
dra donc des matiéres renfermées fraîchement dans
les vafes de verre , lefquelles ont été fubtilifées ,
mifes en mouvement , & volatilifées par le feu , &
par la matiére électrique excitée par le frottement
de la main , & par les ofcillations du verre ; à
moins qu'on ne prétende qu'il s'eft introduit des
particules odorantes dans les pores de la furface externe du verre dilatés par le feu , lefquelles enfuite
en ont été chaffés par les frémiffemens des fibres
élaftiques. Quoi qu'il en foit , on comprendra aifément pourquoi après quelques effais , les vafes
enduits de matiéres odorantes n'exhalent plus d'o-
deur. Mais par quelle raifon plufieurs n'en donnent-
ils point du tout ? Seroit-ce que les particules odorantes font trop groffiéres , & que les fibres des
verres de nos verreries ne cédent pas affez ? Il
eft certain que la façon de travailler le verre &
fa compofition , influent fur fa facilité à tranfmettre les odeurs ; & peut-être le verre d'Allemagne , plus doux que le nôtre , eft-il plus propre à
ces effais. Puis donc qu'il eft vraifemblable qu'il
émane des corps odorans des particules qui en
certains cas traverfent le verre , je ferois affez
porté à croire que ces mêmes particules peuvent
être entraînées par la matiére de l'électricité dans

Tome I.   **M**

jours fuivans chez moi. Bientôt après , il n'eut plus befoin d'aide qui le foutînt ; il fe promena librement par la Ville , & rendit des vifites à fes amis.

les corps qu'on électrife. J'ai fait des expériences qui indiquent que le fluide électrique facilite la tranfpiration des odeurs , à d'affez grandes diftances. Je fufpendis une chaîne de fer d'environ trente pieds de longueur. Elle communiquoit par une de fes extrémités au globe électrique , & l'autre étoit conduite , par une petite ouverture faite à la porte dans la chambre voifine. Dès qu'on apperçut à l'extrémité de la chaîne les émanations électriques , je fis jetter fur le feu , que l'on tenoit fous le verre pour augmenter fa vertu , des petits morceaux de baume de Foléde. Quelques momens après , l'extrémité de la chaîne exhala une odeur agréable , & on la fentoit très-diftinctement auprès de quelqu'endroit de la chaîne qu'on approchât le nez. J'ai répété fouvent cette expérience en préfence de diverfes perfonnes , entr'autres de M. *François Zanotti*. Il eft à remarquer que les odeurs ne fe communiquent point auffi rapidement que la matière électrique ; ce qui vient fans doute de la différente groffeur de leurs particules. Il me parut encore que les étincelles qu'on tiroit , dans cette expérience de la chaîne , étoient moins vives & moins fortes qu'à l'ordinaire. Le foufre , l'encens & d'autres fubftances odorantes , exhalérent pareillement des particules qui fe tranfmirent le long de la chaîne avec le fluide électrique. Pourquoi donc ces particules ne pénétreront-elles pas , & n'environneront-elles pas les corps qu'on électrife ? Pourquoi ne les rendront-elles pas pendant quelque tems odoriférens ?

OBSERVATION IX.

§. L V.

UNe Religieuse de quarante-cinq ans, d'un tempérament fec, & qui avoit réguliérement fes tems critiques, fe plaignit, il y a trois ans, après diverfes fatigues, de douleurs aux piés, aux genoux, & enfin dans toutes les articulations. Pendant quelque tems on n'apperçut point d'enflure, & elle éprouvoit feulement beaucoup de difficulté à marcher & à agir, furtout après s'être levée. La douleur & la difficulté de fe mouvoir, gagnérent bientôt les mains, & le mal parut s'y fixer. Les doigts fe roidirent, leurs jointures s'enflérent, & il fe forma aux articulations du carpe & du métacarpe, des tumeurs de différente grof-

M ij

feur, lefquelles, de même que la douleur des jointures, allérent en croiffant ou diminuant, felon la faifon, la force du mal & autres circonftances. Au bout de trois ans d'une maladie non interrompuë, cette Religieufe fut attaquée d'une foibleffe continuelle, principalement aux mains, dont elle ne pouvoit prefque plus fe fervir.

§. LVI. Pendant ces trois années, on fit ufage des remédes les plus efficaces ; mais le mal fut plus opiniâtre, & la malade ne reçut du foulagement que de l'électricité. Ce reméde lui fut propofé par fon Médecin même, qui le regardoit, ainfi que plufieurs autres Docteurs, comme un puiffant fecours contre cette efpéce de maladie. Dès le fecond jour de nos opérations, la Religieufe put remuer les doigts & les mains avec quelque facilité, quoiqu'à cause de sa maigreur je n'en eusse tiré des étincelles que pendant dix minutes. Les jours suivans je l'électrisai plus longtems, faisant sortir de chaque main pendant dix minutes des étincelles. Il n'en résulta aucun inconvénient ; au contraire, l'état de la malade devint tous les jours meilleur. Enfin, au bout de cinq jours, elle reprit tant de forces aux mains, qu'elle put librement vaquer à ses occupations ordinaires ; leur enflure étoit diminuée presque de moitié ; & il n'en resta que de foibles traces, après cinq autres jours d'électrisation.

§. LVII. Comme les opérations des deux jours suivans ne produisirent aucun effet, je résolus avant que de tirer des étincelles des parties enflées, de les frotter de baume du Pérou (*a*). Cette tentative ne fut

(*a*) L'été dernier, je frottai successivement le

pas sans succès. Les étincelles furent plus douloureuses ; leur base parut plus large ; elles éclatérent avec plus de bruit, & leur couleur devint d'un rouge foncé tirant sûr le violet. Cependant il restoit toujours quelque matiére difficile à résoudre, ce qui m'engagea de rendre l'électricité plus forte. Pour cet effet, au lieu d'une clef, je me servis d'un autre instrument de fer d'une forme plus propre à exciter de fortes

bras & la main d'un homme, d'huile d'olives, de graisse de porc, & d'autres matiéres huileuses. J'étois curieux d'observer si l'on appercevoit de la variété dans les étincelles. L'huile parut donner les plus fortes. Leur base étoit rougeâtre de couleur de feu, & cette même couleur s'étendoit jusqu'au milieu de l'étincelle. La douleur qu'elles causerent fut aussi plus vive & plus aigue. J'humectai ensuite avec de l'eau & de l'esprit de vin divers endroits du bras. Je ne pus tirer des endroits mouillées d'eau que quelques étincelles d'un bleu foncé, & à peine visibles. Ceux qui étoient humectés d'esprit de vin, en rendirent davantage. Si l'on veut donc résoudre entiérement une humeur visqueuse qui résiste à la simple électricité, il sera peut-être avantageux, avant que de faire sortir des étincelles des parties malades, de les oindre de substances sulfureuses & spiritueuses.

étincelles. Le cinquiéme jour, l'humeur ténace fut diffipée, & la petite enflure qu'on appercevoit encore étoit fi molle, qu'on pouvoit déja regarder la Religieufe comme parfaitement guérie. Ses mains avoient acquis tant de force & d'agilité, qu'elle put dès-lors s'occuper à toutes fortes d'ouvrages, ce qu'elle a continué de faire.

§. LVIII. Pendant l'efpace de vingt jours que dura la cure, la malade fua prefque toutes les nuits. La douleur dans les jointures des bras & des genoux, dont elle étoit depuis fi longtems incommodée, diminua prefqu'auffitôt que les fueurs parurent, quoiqu'on ne tira de ces parties aucunes étincelles. Les urines chariérent pendant toute la cure, des matiéres épaiffes, blanchâtres, plus pefantes que l'urine. Elles fe précipitoient au fond du vafe, &

elles étoient en certains tems plus abondantes & plus pesantes : sur la fin de nos opérations, elles devinrent plus légères & surnagerent même l'urine, jusqu'à ce qu'enfin la cure étant achevée, elles disparurent entiérement. La première fois que je les apperçus, je craignis qu'elles ne fussent produites par des fleurs blanches, auxquelles la Religieuse étoit peut-être sujette, mais elle m'apprit qu'elle n'en avoit jamais eu : ce qui me donna l'idée, surtout les voyant diminuer à mesure que la guérison s'avançoit, qu'elles causoient une espéce de crise (*a*).

(*a*) Cette cure me confirme dans l'opinion que l'électricité opére pour l'ordinaire en produisant quelque crise sensible. Outre les sueurs que cette Religieuse eut la nuit pendant tout le tems de la cure, ses urines chariérent des matiéres épaisses. Et puisque la douleur dans les jointures, & l'enflure des mains, ont été entiérement dissipées, & qu'il n'en est résulté aucun accident, il y a lieu d'espérer que dans les cas où l'électricité convient, elle guérira le malade sans qu'il y ait à craindre de rechute, ou quelqu'autre indisposition.

Entr'autres

Entr'autres bons effets produits par l'électricité , je remarquerai que la malade, qui, avant d'être électrisée, passoit deux ou trois jours & même davantage sans faire aucunes selles (*a*) , eut dès le huitiéme jour le ventre fort libre , & que dès-lors elle n'a plus été resserrée.

OBSERVATION X.

Sur une guérison opérée avec un verre enduit de substances spiri-tueuses & balsamiques.

§. LIX.

SUr la fin de l'année 1740, un homme âgé de trente-cinq ans, d'un tempérament bilieux & sanguin,

(*a*) Ce n'est pas le seul cas où j'aye observé que l'électricité a la vertu de rendre le ventre libre. J'ai vû d'autres personnes fort resserrées , faire plusieurs selles dans un jour , après avoir été électrisées quelquefois. Je n'ignore pas que M. *Pivati* a éprou-vé la même chose en se servant d'un verre en-

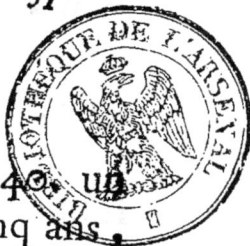

dont les fibres étoient fort délicates, fut attaqué par intervalles d'une vive douleur qui le fit beaucoup souffrir pendant neuf mois. Quoiqu'au bout de ce tems, la douleur se rallentit, le malade en étoit toujours incom- modé quand il marchoit ; il étoit obligé de s'appuyer sur une canne, & la violence du mal le contrai- gnoit même de se jetter souvent sur un lit.

§. LX. Cette espèce d'amende- ment duroit depuis trois mois, lors- qu'un célèbre Professeur de Méde- cine, à qui j'avois envoyé un verre très électrique, enduit au-dedans de substances spiritueuses & balsami- ques, entreprit cette cure. A peine

---

duit de certaines drogues. M. *Jallabert* rapporte, qu'ayant donné une forte commotion au para- lytique, sur lequel il a opéré, il survint à cet homme de la diarrhée ; & que dans la suite, chaque fois qu'il étoit exposé à cette expérience, la diarrhée étoit provoquée de nouveau, quoique la secousse fût foible.

eut-on commencé d'électrifer le malade, qu'il crut être pénétré d'une matiére fubtile & fpiritueufe, & qu'il fentit de la chaleur & un mouvement interne qui le difpoférent à fuer. Pendant dix minutes, on tira des parties attaquées des étincelles vives & pétillantes, qui y cauférent, après l'opération, des picotemens affez forts. (*a*) Le fuccès de

(*a*) La démangeaifon que quelques perfonnes ont, après avoir été électrifées, eft fort finguliére. Quoiqu'on n'apperçoive fur la peau aucunes marques qui indiquent le befoin de fe gratter, on fent néanmoins une démangeaifon, comme fi l'on avoit la galle. J'ai obfervé ce phénoméne fur trois perfonnes avancées en âge, que des fluxions avoient obligé de recourir à l'électricité. Après s'être couchées, ou le lendemain matin, avant que d'être de nouveau électrifées, elles avoient de la démangeaifon, furtout dans les parties dont on avoit tiré des étincelles. J'ai rapporté en particulier dans la note (*a*), qui eft ci-deffus, *page* 235. quelques faits analogiques de perfonnes qui réffentoient tout-à-coup durant le jour & même la nuit, des picotemens femblables à ceux qu'elles avoient éprouvés pendant qu'on les électrifoit. Qu'il me foit permis d'hafarder une conjecture qui fervira peut-être à expliquer un phénoméne fi étrange. M. *Gray* remarque que les matiéres réfineufes qu'on a frottées ou fondues au feu, paroiffent encore électriques au bout de plufieurs années. Je

N ij

ce premier essai fut très-considérable. Le malade put sans le secours d'une canne gagner aisément son lit, où il passa une heure fort tranquillement ; & après s'être levé, il se plaignit baucoup moins de sa douleur.

soupçonne qu'il y a des personnes douées d'une semblable propriété. J'en ai vû qui attiroient les corps légers plusieurs minutes après avoir été électrisées ; surtout si elles demeuroient sur le gâteau de résine. Il faut donc que le fluide électrique rassemblé autour du corps, s'y arrête quelque tems. Ceux qui estiment qu'il diffère peu de celui du feu, m'accorderont aisément cette conséquence, puisque plusieurs expériences démontrent que c'est la propriété du feu & de la lumière de s'attacher à certains corps, & de s'y arrêter Les picotemens & la démangeaison qu'on ressent pour l'ordinaire la nuit, seront donc un effet des particules électriques arrêtées dans le corps, & excitées par la chaleur du lit, ou par quelqu'autre cause capable d'irriter l'extrémité des fibres nerveuses cutanées, & de ranimer ainsi l'impression des étincelles. Si ce phénomène n'a pas lieu, comme je l'ai éprouvé, chez ceux dont on tire avec peine des étincelles, c'est peut-être que les étincelles disposent l'endroit de la peau dont elles sortent à être plus facilement affecté par la matière électrique qui séjourne dans le corps, & que la chaleur ou quelqu'autre cause mettent en mouvement. Je ne donne point au reste ces idées comme une explication complette de ce phénomène, mais seulement pour engager les Physiciens à de nouvelles recherches.

§. LXI. Nous répétâmes le lendemain cette épreuve , & j'y joignis
la commotion. L'endroit d'où l'on
tira des étincelles , devint rougeâtre , & il s'y éleva des puftules ,
comme fi l'on eût fouetté cette partie du corps avec des orties. Cette
feconde opération apporta un grand
foulagement. Le malade ne fe fervit plus de canne ; il put ployer fon
corps & fe mettre à genoux, ce qu'il
n'avoit pas été en état de faire pendant toute fa maladie.

§. L X I I. Enfin , la troifiéme
électrifation diffipa entiérement la
douleur. Le Médecin jugea cependant convenable de continuer encore quatre jours nos opérations ,
pour fortifier davantage les parties
malades ; ce qui réuffit fi heureufement , que le malade fut en état
de fe promener par la Ville , & de

monter les degrés , &c. sans en être fatigué (*a*).

(*a*) Je passe sous silence plusieurs cures semblables , opérées par l'électricité qui m'a toujours parù d'une grande efficace contre les fluxions. Je me bornerai à rapporter la guérison d'un Religieux de cette Ville , homme d'un rare mérite. Il avoit été sujet pendant plusieurs années à une violente goutte , qui après s'être calmée avoit ensuite disparu , peut-être à cause de son âge. Mais , à sa place , il sentoit aux flancs , aux cuisses , & aux jambes , de vives douleurs qui lui ôtoient le sommeil , les forces & l'appétit , & qui l'obligeoient de garder la chambre. Ses Médecins voyant le peu d'effet des remédes les plus efficaces , lui conseillerent de se faire électrifer. Au bout de vingt jours , les douleurs se calmérent , il reprit le sommeil , ensuite l'appétit , & fut enfin en état de se promener librement dans la Ville , ce qu'il n'avoit pas pu faire depuis six mois. D'un autre côté ; un jeune homme attaqué d'une vive douleur à la fesse , & à la jambe gauche , ne reçut aucun soulagement de l'électricité. Il est à remarquer , qu'excepté quelques points d'où sortoient des étincelles plus vives & plus fréquentes que des autres parties du corps , les parties malades n'en rendirent jamais que d'extrémément foibles , quoiqu'on répétât cette expérience cinq jours de suite , & pendant quinze minutes chaque jour. Ce phénoméne me fit naître l'idée que ce jeune homme étoit peut-être attaqué de quelque *maladie Vénérienne* † , & m'ayant lui-même confirmé dans ce soupçon , je crus à propos de mettre fin à nos opérations.

† *Da principio celtico.*

OBSERVATION XI.

Sur la Scamonée.

§. LXIII.

Depuis qu'on s'eft appliqué de toutes parts aux recherches fur l'électricité, & qu'on a trouvé le moyen de l'employer avec fuccès dans la Médecine, chaque jour a été marqué par quelque découverte utile & curieufe. Entre celles qu'on a faites, il y en a peu d'auffi remarquables que celles de M. *Bianchi*, célébre Profeffeur de l'Univerfité de Turin. Il a obfervé que fi l'on fait tenir des purgatifs dans la main d'une perfonne pendant qu'on l'électrife, il s'en détache des particules fubtiles qui s'infinuent dans le corps, & y caufent les mêmes effets que des purgatifs pris par la bouche.

N iv

Dès que j'appris un fait fi étrange,
je formai le deffein de le vérifier, &
je raporterai fidélement mes effais.
Le 15. Août de cette année, j'électrifai pendant dix minutes un de
mes domeftiques qui tenoit en fa
main un morceau de Scamonée pefant une once trois quarts. Pendant
l'opération, il n'éprouva de fenfation particuliére qu'une grande chaleur à la plante des piés, affez ordinaire à ceux qu'on électrife. Au
bout d'un quart d'heure, on répéta
pendant dix minutes l'expérience.
Mon domeftique eut quelque nau-
fées & envies de vomir, qu'il crut
procéder de ce qu'il étoit encore à
jeûn. Pour moi, j'inclinois plutôt à
les attribuer à la Scamonée. Cependant je fufpendis mon jugement,
& je gardai cet homme tout le jour
auprès de moi fans lui en dire la
raifon. Il ne reffentit aucun mouve-

ment dans le ventre ni dans l'esto-
mach, & il fut tranquille jusques vers
la septiéme heure de la nuit, qu'il
s'apperçut de l'effet du purgatif ; à
neuf heures, il avoit déja eu quatre
évacuations de matiéres fluides ,
lesquelles n'avoient point été accompagnées de douleur. Le lendemain, après le dîner , il fit deux
selles copieuses, quoiqu'il n'eût coutume d'aller à la selle qu'une fois
en vingt-quatre heures. M'étant in-
formé avec soin si quelqu'autre cause , telle que la nature des alimens ,
la constitution de l'air , &c. auroit
pu produire ces évacuations , je
n'en puis découvrir d'autres que l'é-
lectrisation. Il résulte de ce fait que
les purgatifs n'agissent sensiblement
que quatorze heures après qu'on a
été électrisé , puisque nous mîmes
fin à ce premier essai, vers la 17me
heure du matin ; & que ce ne fut qu'à

la feptiéme heure de la nuit, que l'on s'apperçut de l'effet du purgatif

§. LXIV. Deux jours après, vers la deuxiéme heure du foir, une Dame de 23 ans tint en fa main le même morceau de Scamonée. Je l'électrifai pendant dix minutes à deux reprifes différentes, mettant entr'elles un intervalle d'un quart d'heure. L'électricité fut très-vive, la plante des piés s'échauffa beaucoup, & lors qu'on approchoit la main des habits de cette Dame, elle fentoit un frémiffement pareil à celui qu'une multitude de fourmis auroit excité. Elle paffa une nuit tranquille, & le matin, après s'être levée, elle fit felon fa coutume une felle. Sur le foir, elle eut quelques douleurs de ventre, accompagnées de borborygmes qui durerent toute la nuit; & le lendemain matin, environ les 12 heures, elle fit trois felles abondantes peu distantes l'une de l'autre. Les borborygmes continuérent le reste du jour, & furent suivis de trois évacuations copieuses. Il est aisé de voir que la Scamonée a opéré ici beaucoup plus tard que dans le cas précédent, savoir 36 heures seulement après l'électrisation. Cela viendroit-il de la différence des sujets ? Les purgatifs, même pris selon la méthode ordinaire, n'agissent pas toujours aussi promptement : Ou, la Scamonée dépouillée, dans la première de nos épreuves, de ses parties les plus actives, auroit-elle ensuite besoin d'un tems plus considérable pour produire son effet ? & ce purgatif, après divers essais, perdroit-il entiérement sa vertu ?

§. LXV. Pour décider cette question, j'électrisai une personne de 17 ans, tenant en sa main le même morceau de Scamonée. Au bout de

trente heures , elle eut quelques
tranchées , qui s'arrêtérent d'elles-
mêmes bientôt , ſans être ſuivies
d'aucune évacuation. Je répétai cette expérience ſur deux autres perſonnes, mais ſans aucun ſuccès. Ce
qui confirme l'idée que l'électricité
diminue la vertu de la Scamonée.

§. LXVI. Quelques jours après ,
je fis tenir dans la main de la jeune
Dame , dont j'ai parlé au paragra-
phe précédent , un morceau de Scamonée qui n'avoit point encore ſervi
à nos opérations. Elle ſentit , pendant qu'on l'électriſoit , de la chaleur , ſur-tout à la plante des piés ;
& il ſortit de tout ſon corps une légere ſueur. Elle paſſa le reſte du
jour & la nuit fort tranquillement ;
mais une heure avant le lever du
ſoleil , elle fit une ſelle abondante
ſuivie bientôt de deux autres ; &
après le dîner , elle alla encore trois

fois à la felle fans aucune douleur.
Il s'écoula dix-fept heures entre l'é-
lectrifation & le tems où le purgatif
commença d'opérer. Et cette der-
niere expérience acheva de me convaincre que , dans les effais précédens , l'électricité avoit ôté à la
Scamonée de fa vertu.

OBSERVATION XII.

Sur l'Aloë fuccotrin.

§. LXVII.

LEs obfervations que je viens de
rapporter me paroiffant démontrer que la Scamonée , tenue dans
la main d'une perfonne , pendant
qu'on l'électrife , a la vertu de pur-
ger ; je réfolus de faire quelques
tentatives fur l'Aloë fuccotrin, excellent purgatif , qui entre dans la
plûpart des préparations laxatives.

Une Dame de quarante ans en tint
en ſa main quelques morceaux pe-
ſans trois onces. Entr'autre indiſpoſition , elle étoit fort reſſerrée ;
& quoiqu'elle eût fait une petite
ſelle de matiéres fort dures , quelques heures avant d'être électriſée,
le manque d'appétit & des nauſées,
indiquoient qu'elle avoit beſoin d'ê-
tre purgée. On l'électriſa donc vingt
minutes. Elle ſua légerement pendant l'opération & reſſentit de la
chaleur à la plante des piés. Deux
heures après , elle eut des douleurs
de ventre & des borborygmes qui
furent ſuivis d'une évacuation abondante. Le reſte du jour & la nuit le
purgatif n'agit point ; mais le lendemain matin , la Dame ſentit de
nouveau des tranchées & des borborygmes ; & quelques heures après
elle alla abondamment à la ſelle. Le
bruit & les efforts du ventre pour ſe

foulager, continuerent ; cependant il ne furvint point d'éjection.

§. LXVIII. Peu de tems après, un Forgeron âgé de foixante ans, qui n'avoit pas le ventre libre, fe fit électrifer, tenant en fa main les mêmes morceaux d'Aloë. Il fentit de la chaleur dans tout le corps, & l'opération étoit à peine finie, qu'il crut éprouver l'effet du reméde. Mais cet effai n'eut point de fuite, & le refte du jour & les fuivans, il n'entendit aucuns bruits & ne fentit aucunes douleurs de ventre. Surpris qu'un purgatif auffi efficace ne pro-duifit point d'effet, je m'étudiai à en découvrir la caufe ; & comme il n'étoit pas vraifemblable que l'Aloë eût perdu dans une feule expérience toute fa vertu, je foupçonnai que les cals que les mains du Forgeron avoient contractés à force de travail-ler, influoient fur ce phénomène.

§. LXIX. Enfin j'électrisai une Dame, âgée de vingt-deux ans, tenant en sa main les mêmes morceaux d'Aloë. Au bout de six heures, elle sentit quelques bruits & quelques douleurs de ventre qui s'appaiserent sans être suivies d'aucune évacuation, excepté au commencement du troisiéme jour, c'est-à-dire, quarante-huit heures après l'électrisation. Alors, de nouveaux borborygmes qui annonçoient quelque excrétion humide, se firent entendre, & cette Dame fit ce jour-là six selles sans ressentir de la douleur, mais seulement des bruits & des mouvemens dans le ventre. Il paroît que dans ce cas l'Aloë a opéré plus tard & avec plus de violence que la Scamonée, peut-être parce que les essais précédens l'avoient privé de ses particules les plus subtiles & les plus actives.

OBSERVATION

OBSERVATION XIII.

Sur la Gomme gutte.

§. LXX.

QUoique nos Médecins faſſent peu d'uſage de la Gomme gutte , j'ai crû devoir , ainſi que M. *Bianchi* , l'employer à ces épreuves. Un homme âgé de trente-cinq ans , d'un tempérament ſanguin , que l'électricité avoit déja guéri d'une fluxion à la jambe droite , fut électriſé pendant vingt minutes , tenant en ſa main un morceau de gomme gutte. Dix-ſept heures après , il ſentit des bruits & des douleurs dans le ventre , qui furent ſuivis de trois évacuations. La nuit , il eut encore quelques borborygmes , qui s'arrêtérent ſans qu'il fit aucune ſelle.

Tome I. O

§. LXXI. La Gomme gutte produifit un effet plus prompt , mais
moins confidérable , fur une Dame
âgée de vingt-fix ans. Cinq heures
après avoir été électrifée , elle fit
une felle copieufe , accompagnée
de mouvemens dans le ventre &
dans l'eftomach , qui fe réveillerent
la nuit , fans cependant produire
d'éjection. On doit remarquer que
cette Dame avoit déja fait le matin
une felle felon fa coutume,

§. LXXII. Comme je faifois ces
effais , il me vint dans l'efprit que
peut-être les particules les plus fubtiles de ces purgatifs excitées par la
chaleur de la main , s'introduifoient
d'elles-mêmes , & fans le fecours
de l'électricité dans le corps. Ce
foupçon m'engagea de faire tenir
dans la main de quelques perfonnes , des morceaux de différens purgatifs, pendant un tems égal à celui

de l'électrisation. J'eus de plus l'attention de préserver leur main du froid. Cependant on n'apperçut aucun des symptômes que ces remèdes, aidés de l'électricité, ont coutume de produire.

§. LXXIII. On est donc redevable à l'électricité d'un moyen aussi surprenant que facile d'évacuer d'une maniére douce ceux sur lesquels les purgatifs pris par la bouche ont de la peine à agir. La crainte que cet Ouvrage ne paroisse trop long, m'engage de passer sous silence divers faits qui confirment cette vérité. Je ne ferai qu'une seule réfléxion, c'est que ces observations rendent très-probable l'opinion de M. *Hoffman*, qui attribue principalement l'effet des purgatifs aux particules les plus subtiles & les plus volatiles. Ce célébre Médécin a remarqué que les purgatifs bouillis dans l'eau

O ij

perdent confidérablement de leur
vertu ; & nous avons éprouvé que
ceux qui ont fervi une ou deux fois
à ces effais , opérent enfuite plus
lentement , & d'une maniére beaucoup moins fenfible.

OBSERVATION XIV.

*De la vertu que quelques corps
ont d'attirer, & d'autres de re-
pouffer la matiére électrique.*

§. LXXIV.

AVant de finir ces obfervations,
qu'il me foit permis de paffer
de la confidération des avantages
que le corps humain a retirés de
l'électricité, à l'éxamen de quelques-
unes de fes qualités phyfiques , lefquelles ferviront peut-être un jour à
la rendre plus utile dans la Médecine. Les anciens n'ont connu des

propriétés de l'électricité, que celle
d'attirer les corps légers; mais l'expérience en a découvert aux Modernes plusieurs autres. Jusqu'à présent on avoit cru que quand la vertu électrique d'un corps étoit excitée
par le frottement, elle se communiquoit aux autres corps, par des
écoulemens de matiére électrique,
en vertu de la tendance de cette
matiére à se mettre toujours en équilibre. Quoique je ne rejette pas
cette idée, je pencherois cependant
à croire que cette propriété vient
d'un autre principe, que l'on regarde assez communément aujourd'hui
comme la source féconde des principaux phénomènes de la nature; je
veux parler de l'attraction, qui détermine la matiére électrique à se
mouvoir vers certains corps; tandis
qu'au contraire la force de répulsion
éloigne & écarte cette même ma-

tiére de quelques autres corps. Cette
opinion me paroît d'autant plus vrai-
femblable , que plufieurs expériences démontrent prefque que la vertu
électrique eft , ainfi que l'attraction ,
une propriété univerfelle répandue
dans tous les corps. Quand la matiére de l'électricité eft mife en mouvement , & qu'elle fe communi-
que , par exemple , d'un Cilindre
de verre à une verge de fer , elle
forme à l'extrémité de la verge la
plus éloignée du Cilindre , une belle
aigrette de lumière bleuâtre , dont
le fommet repofe fur la verge , &
la bafe eft tournée vers les corps
qu'on en approche.

§. LXXV. Au mois de Septem-
bre de cette année , je formai le
deffein de préfenter à cette aigrette
divers corps , entr'autres , des morceaux de charbon de pierre tirés
des mines du voifinage. Je les pré-

fentai fucceffivement à l'extrémité
de la verge de fer , à la diftance
d'environ deux pouces ; & à l'inftant on apperçut une belle aigrette
qui difparut auffitôt qu'on éloigna
ces corps. J'ai enfuite remarqué
que l'aigrette darde fes rayons fur
les corps qu'on en approche , & les
éclaire en grande partie. J'inclinai
enfuite de différentes maniéres un
morceau de charbon de pierre , l'é-
loignant infenfiblemenr de l'aigrette ; fes rayons fuivirent le morceau
de charbon , & fe pliérent vers
lui , ce qui indique une force qui
dirige vers le charbon la matiére
de l'électricité. On apperçut donc
dans cette expérience un beau jet
de lumiére , courbé , dont la partie
convéxe étoit tournée tant foit peu
en dehors, & la concave en dedans ;
& dont les filets déliés fe plioient
facilement , tantôt d'un côté , &

tantôt d'un autre. Ce phénomène
me perfuada que le charbon de
pierre a la propriété d'attirer à foi
avec force la matiére électrique.
L'aigrette s'affoiblit quand on en
éloigne le charbon à certaine diftance, & difparoît enfin lorfqu'on
l'augmente. Cette expérience fournit une autre preuve de la force
d'attraction : fi l'on approche un
morceau de charbon fort près de
l'aigrette, fes rayons de divergens
deviennent convergens, & préfen-
tent à l'œil un faifceau courbé d'une
lumiére plus denfe ; & le charbon
contracte une forte odeur d'électricité qu'il conferve quelque tems.
J'ai fait cette expérience fur plufieurs morceaux de charbon foffile
d'Angleterre ; en particulier, fur
un d'un gris obfcur, fort friable,
& plein de parties brillantes qui
paroiffoient d'une nature différente ;

&

& les phénomènes n'ont point va-
rié.

§. LXXVI. Je découvris enfuite
un grand nombre de corps doués
de cette vertu attractive. Le peu-
plier, le chêne, le forbier, l'or-
me, & plufieurs autres efpéces de
végétaux ; les gommes fimples, les
mixtes, la myrrhe, le bdellium, la
fcamonée, l'aloë focotrin, la gomme gutte, l'ont dans un degré émi-
nent. Il en eft de même des différentes fortes de verre, en particulier des cryftaux de Venife & de
Bohême. Les métaux, pour ne rien
dire des autres fubftances minérales, attirent auffi avec force les
rayons de l'aigrette ; mais de tous
les corps, il n'en eft aucun dans lequel cette vertu attractive foit plus
fenfible que dans la chair des animaux, qui contracte d'abord une
odeur d'électricité. Plufieurs fluides,

Tome I. P

sur-tout l'eau , & les liqueurs auxquelles elle sert de base , telles que
le vin , le vinaigre , &c. agissent
vivement sur la matière électrique.

§. LXXVII. J'ajouterai ici une
expérience , qui démontre peut-être
encore mieux que les précédentes , la force avec laquelle plusieurs corps attirent le fluide électrique. Si après avoir présenté quelqu'un des corps que je viens d'indiquer à l'extrémité de la verge de
fer, on en approche un autre corps ,
on voit que l'aigrette , qui se diri-
geoit d'abord entièrement vers le
premier corps , se plie & tend en
partie vers le second ; que ses rayons
s'écartent les uns des autres , & se
divisent en deux faisceaux plus ou
moins inégaux , suivant la distance
& l'activité des deux corps qui les
attirent.

§. LXXVIII. En continuant ces
observations, je remarquai que certains corps, au lieu d'attirer à eux
l'aigrette de lumiére, la repouf-
foient & l'éteignoient même promptement, quand on les en approchoit fort près. Voici en peu de
mots le précis des tentatives que
j'ai faites. Pour opérer avec plus
de facilité, j'appendis à la verge
de fer une autre verge terminée en
pointe. L'approche du doigt fit fortir de l'extrémité de cette feconde
verge une belle aigrette, à laquelle
je préfentai à un pouce de diftance
une bougie. A l'inftant, l'aigrette
fe courba dans un fens oppofé.
J'approchai lentement la bougie de
l'aigrette. Sa denfité & fa lumiére
s'affoiblirent par degrés, & elle s'é-
vanouit lorfque la bougie l'attei-
gnit. Un fait auffi fingulier m'engagea de répéter ces effais fur d'au-

P ij

tres fubftances fulfureufes. Je préfentai à l'aigrette un morceau de
poix grecque ; il produifit les mêmes phénomènes que la bougie ;
l'aigrette fe courba d'abord , fes
rayons s'éparpillerent , & enfin elle
difparut. Mais , ce qui eft fort fingulier , ayant arrêté près du fer ce
morceau de poix , j'obfervai fur la
furface de la poix des points lumineux de matiére électrique , produits , ainfi que je m'en fuis affuré ,
par des particules hétérogénes de
fubftance terreftre. Voici donc un
corps qui préfente à la fois un exemple des forces attractive & répulfive ; étant compofé de particules
douées de l'une & de l'autre de ces
propriétés. J'ai encore éprouvé ,
qu'en approchant infenfiblement de
l'aigrette du foufre, de l'asfalt, du
benjoin , du camphre , du fuif,
elle fe courbe & paroît fuir ces

corps ; que fa lumiére devient de plus en plus rare & foible , femblable à un nuage ; & qu'enfin elle s'évanouit.

§. LXXIX. De ces effais fur les corps réfineux & fulfureux , je paffai à l'éxamen des fluides de même nature. J'approchai lentement un vafe de verre prefque rempli d'huile d'olive , de la verge de fer. La fubftance du verre en fit d'abord fortir une aigrette perpendiculaire à l'horizon ; mais enfuite fes rayons fe courbérent & prirent une direction horizontale , tendans vers les bords du vafe. Pareillement , fi quelqu'un tenant entre fes doigts un corps doué d'une vertu répulfive , le préfente à l'aigrette , fes rayons fe portent d'abord avec viteffe vers le doigt , & femblent fuir le corps. Je continuai d'approcher le vafe , obfervant que l'aigrette fût perpen-

diculaire à son centre ; j'espérois
que les bords du vase n'ayant pas
la force d'agir sur elle , elle s'u-
niroit peut-être à l'huile ; mais , au
lieu de ce phénomène , l'aigrette
s'affoiblit & disparut. L'huile d'a-
mandes douces , le jaune d'œuf ,
l'huile de térébenthine distillée, celle d'anis , le baume du Pérou, celui de Copahu , produisirent les mêmes effets. A quelque distance du
corps électrisé que l'on présente ces
substances huileuses , &c. il n'en
sort point d'étincelles , excepté de
l'huile épaisse de térébenthine que
l'on croit abonder en particules ter-
restres.

§. LXXX. Ces observations aideront peut-être à expliquer quelques
phénomènes particuliers de l'électricité , & à imaginer une hypo-
thèse sur sa cause. Mais comme ,
dans cet Ouvrage , je me suis imposé

la loi de n'en embraſſer aucune ,
& encore moins d'en propoſer de
nouvelle , je reſterai dans les bornes de la ſimple obſervation ; & je
n'ajouterai ici qu'une conjecture déja
établie ſur d'autres fondemens , &
que les faits que j'ai rapportés ſem-
blent confirmer. C'eſt qu'il y a une
telle analogie entre le fluide électrique & celui de la lumiére , qu'il
n'eſt pas hors de vraiſemblance que
les phénomènes de l'électricité , &
ceux de la lumière procédent d'un
même fluide. Entre les principales
propriétés des rayons de lumiére ,
l'incomparable *Newton* met celle de
ſe courber & de ſe plier vers certains corps auprès deſquels ils paſ-
ſent , comme s'ils en étoient atti-
rés ; & celle de s'écarter d'autres
corps , & de ſe courber dans un ſens
oppoſé ; & il explique ainſi l'infléxion , la réfléxion & la réfraction

P iv

de la lumiére. De même, le fluide électrique fe porte librement vers certains corps, & femble en être attiré avec force à la diftance d'un pié & davantage ; tandis qu'au contraire il eft repouffé par d'autres corps, & paroît fuir à leur approche. N'eft-on donc pas fondé à dire qu'il y a un rapport réel entre ces deux merveilleux fluides, & qu'ils ne different pas effentiellement l'un de l'autre.

F I N.

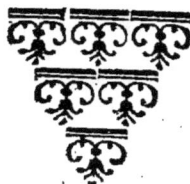

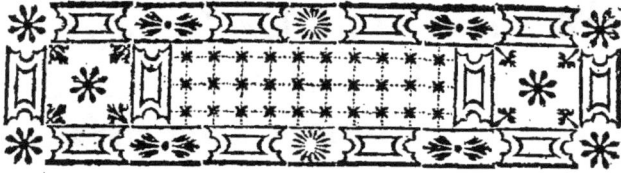

LETTRE

De M. DE SAUVAGES, Conseiller du Roi, & Professeur Royal dans l'Université de Médecine de Montpellier, & de la Société Royale des Sciences de la même Ville.

A M. BRUHIER, Docteur en Medecine.

JE souhaiterois, MONSIEUR, avoir quelque observation importante à vous communiquer au sujet de l'Electricité, mais je n'ai eu ni le loisir, ni l'occasion d'en faire qui méritent d'être insérées parmi celles de M. JALLABERT. Cependant, pour fatisfaire votre curiosité, je vais vous faire part de quelques expériences qui se font faites en partie sous mes yeux.

Le Sieur Rigaudier, Chauderonnier de cette ville, qui a du goût pour la Méchanique, & qui a une fort bonne machine électrique, ayant lû l'Ouvrage de M. Jallabert, engagea un mendiant septuagénaire, nommé Roux, à se faire électrifer. Ce mendiant fut attaqué il y a quatre ans d'une apoplexie qui, huit jours après, dégénéra en hémiplégie. On lui avoit fait à Lyon beaucoup de remèdes pour rétablir le mouvement & le sentiment des parties paralysées, mais sans aucun succès. Les eaux de Balaruc, qu'il prit ensuite, n'opérèrent pas plus efficacement contre l'hémiplégie ; mais elles produisirent un très-mauvais effet pour la poitrine du malade, lequel revint des eaux avec une toux continuelle, une fiévre lente, des fueurs nocturnes abondantes, quelquefois froides; accidens qui, joints à une maigreur exceffive, me firent juger dès le premier jour que je le vis, qu'il étoit dans le dernier degré d'une phthifie, dont les progrès ne furent pas peu accélérés par les eaux de Balaruc.

Ce pauvre homme, avant que d'être électrifé, avoit le bras gauche pendant, entiérement incapable de mouvement volontaire, & tellement atrophié, qu'il n'avoit que fix pouces fix lignes de circonférence au-deffous du coude, froid comme glace, & livide en fon extrémité inférieure pendant une quinzaine de jours que le thermométre fe trouva aux environs de la congélation. Le fentiment de ce bras n'étoit pas en meilleur état que le mouvement, puifque quand on vou-

lut le réchauffer au moyen d'un ré-
chaud avant que de l'électrifer, un
Chirurgien fit appercevoir au malade, qui n'en fentoit rien, que
fon doigt annulaire fe brûloit. Les
doigts du malade, comme il arrive à tous ceux qui font attaqués
d'une paralyfie ancienne, étoient
fléchis, & tellement roides, qu'on
ne pouvoit les étendre en aucune
maniére, ni leur faire changer de
fituation. Quant à la langue, elle
étoit tellement affectée, que la femme du malade ne pouvoit diftin-
guer les fons rauques qu'il avoit
deffein de former. Il traînoit la
jambe gauche en marchant, le pied
tourné en-dedans, & il lui étoit im-
poffible de la lever.

Tel étoit l'état du malade, lorfque le fieur Rigaudier entreprit de
l'électrifer en préfence de deux Chirurgiens, & de beaucoup d'autres

perfonnes , de qui je tiens le détail précédent. Le premier jour , le malade ne fentit aucun effet du reméde ; mais le fecond il commença à fentir les picotemens des étincelles. A la troifiéme opération , quelques doigts parurent plus fléxibles. Alors on lui donna une commotion légère , & partagée avec deux perfonnes. La nuit fuivante il eut des picotemens à l'épaule gauche , il ne put dormir , & il fe trouva en état de porter l'avant-bras en-devant , & même de le fléchir un peu fur le bras. Le cinquiéme jour il articula de maniére à fe faire entendre plus aifément , & il leva fa main jufqu'au nombril ; ce qui lui caufa une furprife fi agréable , que fes yeux fe remplirent de larmes , & que fa femme fe mit à crier miracle.

M. Le Nain , notre Intendant , à

qui il n'échape rien de ce qui a rapport au bien public, & au foulagement des malades, inftruit de ce qui fe paffoit par des perfonnes refpectables qui en avoient été témoins, me fit l'honneur de m'engager à fuivre cette cure. Je fus donc préfent à la feptiéme électrifation, & je trouvai le malade dans l'état que je viens de décrire. Je mefurai le bras, & vis que fa circonférence avoit augmenté de trois lignes; que les doigts étoient plus flexibles, & leur couleur plus naturelle; que le bras fe rempliffoit de chairs; & que la parole devenoit affez libre pour ne point perdre un mot de ce que le malade difoit, bien qu'il eût la voix caffée. Je le vis électrifer encore deux fois; mais comme pendant ce tems il ne vivoit que des aumônes que fa femme ramaffoit, la mauvaife nourriture qu'il prenoit, lui avoit tellement dérangé l'efto-mac, augmenté la fiévre, & rendu la langue fi chargée, que le fieur Ri-gaudier jugea à propos de le pur-ger, & de le laiffer repofer. On reprit enfuite l'électrifation ; mais le malade fe trouva plus foible qu'auparavant ; fes mauvaifes digef-tions avoient auffi augmenté les fueurs nocturnes, & la toux étoit plus violente à caufe de l'air au-quel il s'expofoit après l'opération, furtout avec des habits trop légers pour fe garantir de fes impref-fions.

Ayant remarqué que fa toux aug-mentoit confidérablement au bout d'une demi-heure d'électrifation, & qu'il fuoit plus abondamment qu'au-cun de ceux que j'avois vû électri-fer, je vis clairement que l'opéra-tion fatiguoit fa poitrine déja ulcérée ; & , quoiqu'il me foutînt qu'il n'en étoit pas plus incommodé qu'a-vant l'électrifation , je lui confeillai de l'interrompre , & d'aller à l'Hô-tel-Dieu ou chez lui fe repofer, de prendre du lait , & de négliger pen-dant quelque tems fa paralyfie pour fonger à fa poitrine dont les befoins étoient preffans.

Ce ne fut pas fans peine que je le déterminai à fufpendre des opé-rations qui avoient produit un effet furprenant ; car le bras & la jambe étoient dans un état bien différent du paffé. Roux étendoit entiére-ment tous les doigts , & ferroit même affez fortement ; il portoit la main à la bouche ; il fentoit le plus léger attouchement ; il parloit diftinctement ; il fe foutenoit fur la jambe , fans s'appuyer ni fur l'é-paule de fa femme , ni fur un bâ-ton , comme il faifoit auparavant ;

il

il frappoit fortement du pied contre la terre , & même il montoit feul les efcaliers.

Dès que je commençai à le voir ; j'engageai le fieur Rigaudier à ne lui plus donner de commotion. J'avois remarqué que la nuit fuivante le malade avoit été fatigué de maux de reins , d'infomnie , & de pico-temens plus vifs au bras & à l'épaule ; ce qui ne lui étoit point arrivé lorfqu'on s'étoit contenté de l'électrifer fimplement, & de lui tirer des étincelles des parties malades pendant trois quarts-d'heure ou une heure. Cependant cette opération même étoit fatiguante pour lui ; & fouvent il falloit à la fin lui donner quelque confortatif. M. Le Nain eut la charité de fournir des aumônes très-abondantes pour ce pauvre homme peu de tems avant qu'on interrompît l'électrifation , & il en

Tome I. Q

profita depuis le quinze Octobre
jufqu'au dix-fept Novembre, continuant toujours de fe fervir avec la
même force des membres paralyfés.

Pendant ce tems il prit du lait,
malgré l'ufage duquel il fut attaqué
d'une fiévre vive, accompagnée
d'une grande difficulté de refpirer,
laquelle obligea de lui tirer du fang,
& de le purger avec la manne. La
caufe de ce redoublement de fiévre
étoit la fuppuration qui s'établiffoit
dans fes poumons. Auffi commen-
ça-t-il à cracher, ce dont je ne
m'étois point apperçû jufqu'alors.
J'examinai les crachats; ils étoient
purulens & mêlés de quelques filets
de fang. Cependant le malade fe
levoit tous les jours, & marchoit
tout feul dans fa chambre. Il eft à
remarquer que les douleurs qu'il fentoit pendant la nuit à la jambe paralytique, cédérent à l'ufage du fy-

rop de pavot pris tous les jours en
fe couchant , & à l'application
fur la partie de l'huile de pieds de
moutons.

Le malade étant en cet état , &
fans aucune efpérance qu'on pût ,
malgré les effets furprenans de l'é-
lectricité dans la cure de la paralyfie , retarder la mort imminente vers
laquelle une phthifie confirmée l'en-
traînoit , je lui rendis plus rarement
des vifites ; & je fus fort furpris
d'apprendre fa mort un matin. Car ,
quoiqu'il eût toujours des fueurs
froides , une toux féche , & une
fiévre lente , fon oppreffion n'étoit
point affez forte pour croire fa fin fi
prochaine ; il n'avoit point de diarrhée , & n'avoit eu d'enflure qu'à un
pied , & même que pendant deux
ou trois jours. En un mot il fut
fuffoqué fubitement , fans oppreffion , & ne fe plaignant que d'un

Q ij

mal de cœur, après s'être promené dans fa chambre pendant la journée, & l'avoir paffée affez tranquillement.

Je n'eus pas plutôt appris la mort de Roux, que je me tranfportai chez lui avec M. Méjan Maitre Chirurgien, lequel ouvrit la poitrine, où nous trouvâmes les poumons, furtout du côté gauche, entiérement durs, fquirrheux & noirâtres. Les ayant découpés, il en fortit de la matiére purulente.

Je remarquerai avant de paffer à d'autres obfervations, que ce fut à l'occafion de Roux qu'il me vint dans l'idée d'examiner quel changement l'électrifation pouvoit produire dans le pouls. Je fis l'expérience fur fept perfonnes différentes, & trouvai un changement notable, non-feulement dans l'élévation, mais dans la fréquence. Cependant, comme nous n'avons pas de mesure certaine pour caractériser les degrès d'élévation, je me bornerai à vous parler de la différence dans la vîtesse. J'ai observé que le pouls devient plus fréquent d'un sixiéme, ou même d'un cinquiéme. L'électrisation cause donc une fiévre passagére; ce qui est fort naturel. Car est-il vraisemblable qu'un torrent de matiére électrique traverse continuellement le corps avec une vîtesse infiniment plus grande que celle d'un boulet de canon, sans imprimer une partie de son mouvement au fluide nerveux qui se porte au cœur, & sans donner au sang plus de fluidité? Passons à une autre observation.

Le 20 Décembre je fis choix de deux paralytiques, l'un fort vieux, l'autre encore jeune, pour essayer sur eux l'effet de l'électricité. Je commencerai par vous entretenir du plus jeune, nommé Antoine Picard, du quartier de cette ville nommé la Valfere. Il est âgé de dix-sept ans, & l'on s'apperçut dès l'âge de deux ans, lorsqu'il commençoit à marcher, qu'il étoit paralytique. Vous jugez bien, Monsieur, que je n'espére pas la guérison d'une maladie de cette espéce. Voici en effet l'état où il se trouvoit, peut-être dès sa naissance, lorsqu'on a commencé à l'électriser. Il avoit le côté droit entiérement paralytique, le genou droit plié & ankylosé, sur lequel il se soutenoit très-foiblement; le bras droit foible, la main entiérement enflée par des engelures, les doigts crochus, & surtout l'annulaire & l'auriculaire inébranlablement fléchis dans la main, & la langue embarrassée de maniére à ne parler qu'en bégayant.

Il fut électrisé quinze fois prefque confécutives , environ une demi-heure chaque jour , fe tenant debout fur un marchepied foutenu par
des cordons de foie , & tenant de
la main gauche la verge ou chaîne
de fer qui conduifoit l'électricité
d'une chambre voifine à celle où il
étoit. De tems en tems on lui tiroit des étincelles du bras , des
mains , & furtout du derriére de
l'oreille , avec une baguette de fer
dont le bout étoit gros & arrondi.
Au bout de la demi-heure le malade devenoit moitte , & le pouls
plus fréquent d'un fixiéme , puifqu'il battoit quatre-vingt-quatre fois
par minute au lieu de foixante &
douze, qui étoit l'état naturel. Nous
remarquerons que toutes les fois
qu'on tiroit des étincelles du mufcle fternomaftoïdien , la tête tournoit fubitement de droite à gauche ,

ce qui nous confirme dans l'idée que nous avions du véritable ufage de ce mufcle.

Pour abbréger, j'ai été vifiter aujourd'hui ce jeune homme, & j'ai fçu 1°. qu'à caufe de l'humidité il n'avoit été électrifé que dix-fept fois jufqu'au 25 Janvier; 2°. Qu'il avoit fenti pendant les premiéres nuits bien des picotemens au bras malade, & que fa mere étoit obligée de les recouvrir fouvent à caufe des mouvemens involontaires qui les lui faifoient tirer du lit; 3°. Que depuis le 24 Décembre il falivoit très-abondamment, furtout durant la nuit, ce qui étoit auffi arrivé pendant chaque électrifation, comme je l'avois remarqué. Voici maintenant l'état actuel du malade.

Sa langue ne s'eft point déliée; la jambe n'eft pas plus libre; mais les doigts de la main ont repris de

la

la force & de la fléxibilité; le malade s'en fert comme il veut, léve de gros poids, & ce miférable qui n'avoit encore pû s'en fervir pour ôter fon chapeau, en fait actuellement ufage pour gagner fa vie.

L'électrifation a produit un effet fubit fur les engelures, car dès le fecond jour elles furent diffipées. C'eft ce que M. Jallabert a auffi remarqué.

Je ferai fort court fur le compte du troifiéme paralytique, nommé Saint Jean, vieillard feptuagénaire, incurable de l'Hôpital général. Sa maladie, qui affecte la moitié du corps, a vingt deux ans de date. On commença, comme je l'ai déja dit, à l'électrifer le 20 Décembre. Il a en tout effuyé environ quinze électrifations, fans prendre aucune précaution, pas même de couvrir fa main pour la garantir du froid

Tome I. R

de la faifon. Dès le 22 il fentit pendant la nuit fa main s'ouvrir, & fe porter jufqu'à fon vifage. Il fua beaucoup. Peu de jours après fon bras, qui étoit froid & pendant, fe porta en devant ; enfuite il l'éleva jufqu'au nombril ; actuellement il l'éleve jufqu'à la hauteur des mammelles, & le pouffe fort avant fous le bras droit. Ses doigts font devenus un peu fléxibles, & même s'ouvrent quelquefois entiérement pendant la nuit. Il a du fentiment au bras & à la main, lui qui en avoit fi peu auparavant, qu'on lui avoit coufu la peau avec fa manche de chemife fans qu'il s'en fût apperçu. Il y a apparence que fa jambe s'eft fortifiée ; mais c'eft ce que je n'ai pû vérifier exactement. Quant au bras, après douze électrifations il n'avoit point encore acquis plus de diamétre : nous attendons un tems plus favorable pour pousser plus loin une cure aussi inespérée que celle-là.

. Quelques personnes de considération, instruîtes de ces faits, n'attendent qu'un tems sec pour se faire électriser, & nous faisons construire une machine portative pour être transportée chez plusieurs malades que la paralysie retient au lit. Nous espérons avec quelque raison que l'électrisation, aidée de remédes intérieurs & extérieurs, pourra faire sur des sujets plus jeunes, mieux nourris & mieux constitués, des effets bien plus avantageux que sur les trois pauvres dont je viens de vous entretenir. Je me ferai un vrai plaisir de vous faire part de ces événemens.

M. Jallabert m'ayant écrit qu'il avoit vû de bons effets de l'électricité sur des tumeurs écrouelleuses, j'entreprendrai quelques enfans de l'Hôpital Général, dont je suis Médecin. Quant aux enflures œdémateuses de jambes, nous en avons vû guérir par ce moyen : c'est ce qui est arrivé au pere du sieur Rigaudier, qui ne s'y attendoit pas. Nous avons aussi l'expérience que l'électricité accélere la suppuration. Un de nos Etudians en Médecine s'étant fait tirer quelques étincelles d'un bouton rouge qu'il avoit à la main, vit le bouton s'enfler sensiblement, & se disposer évidemment à une prompte suppuration.

Je suis avec une parfaite considération,

Monsieur,

Votre très humble & très-obéissant Serviteur, DE SAUVAGES

A Montpellier le 25 Janvier 1749.

EXTRAIT

DES EXPÉRIENCES

SUR

L'ÉLECTRICITÉ,

Avec quelques Conjectures sur
la cause de ses effets,

Par M. J A L L A B E R T, *Professeur en Philosophie Expérimentale,
& en Mathématiques, des Sociétés
Royales de Londres & de Montpellier, & de l'Académie de l'Institut
de Bologne.*

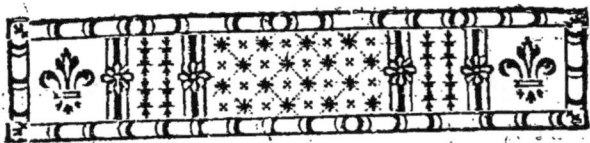

EXTRAIT

DES EXPÉRIENCES

SUR

L'ÉLECTRICITÉ,

Par M. JALLABERT, &c.

NOtre but étant de nous bor-
ner aux Expériences & aux
Observations qui concer-
nent l'Electricité Médi-
cale, nous parcourerons dans cette
vûe tout ce qui a rapport à cet objet dans l'Ouvrage de M. Jallabert.

En traitant dans le chapitre V.
des corps électriques par communication, il parle des effets de l'E-
lectricité sur les êtres vivans, & il
observe que si l'on parvient une fois

R iv

à l'appliquer utilement aux malades, il fera facile de la tranfmettre avec un feul globe à plufieurs à la fois, même dans leurs lits.

« Il fuffira, dit-il, que les pieds » des couchettes pofent fur des gâ- » teaux de réfine, & que divers fils » d'archal, attachés par une de leurs » extrémités à la barre, atteignent » les différens lits. »

Il ajoute qu'un des effets de l'électricité le plus fenfible, eft l'accélération du pouls, & il affure avoir compté pendant l'efpace d'une minute dans un fujet électrifé, quatre-vingt-dix, & jufqu'à quatre-vingt-feize pulfations, tandis que dans un fujet non électrifé le nombre n'a jamais paffé quatre-vingt. Mais il obferve qu'il faut pour opérer de fi nombreux batemens une électrifation vive & foutenue.

L'obfervation faite à Strasbourg

sur le sang d'une personne électrifée, qui, à l'ouverture de la veine,
jaillit avec plus de rapidité qu'à
l'ordinaire, lui ayant fait naître l'i-
dée de s'assurer de ce phénoméne,
il rapporte plusieurs expériences
qu'il fit pour vérifier le fait.

Après en avoir tenté sans succés
quelques-unes sur des animaux, il
choisit un homme *infirme* à qui la
saignée avoit été ordonnée. Il le fit
électrifer & saigner assis ; mais loin
que l'électricité parût accélérer le
jet du sang, ce jet baissa d'abord,
& le sang continua à couler le long
du bras. Il soupçonne que ce qui
pouvoit avoir nui à l'expérience,
fût la peur qu'avoient probablement causée au malade un appareil
inconnu, & les étincelles qu'on
tiroit de son corps.

Un homme de trente ans, continue-t-il, mais sain, robuste &

familiarifé avec le feu électrique, fut mis à fa place. On le faigna affis, ayant le bras fur lequel on opéroit appuyé, de façon que pendant l'expérience il lui fut aifé d'éviter tout mouvement. Le jet du fang étoit vif, & s'étendoit affez loin. Il perdoit fenfiblement de fa vîteffe & de fon amplitude, lorfqu'on touchoit le fil d'archal qui tranfmettoit l'électricité au malade, mais lorfqu'on éloignoit le doigt du fil d'archal, à l'inftant le jet fe divifoit, & fon amplitude augmentoit. Enfin le jet fe détournoit vers le doigt, quand on l'en approchoit, & en même tems que le fang paroiffoit pouffé avec plus de force, un coup douloureux frappoit le malade à l'endroit de la piquure, & il fentoit dans tout fon corps des picotemens. Cette expérience réitérée fur la main d'un homme de quarante ans, & de bonne complexion, a donné les mêmes phénoménes. Les uns & les autres ont eu pendant quelques jours un engourdiffement au bras dont on avoit ouvert la veine, & la perfonne de trente ans qui avoit été faignée au bras, s'eft plainte d'un tremblement de main. Un autre effet de l'électricité eft d'augmenter la chaleur du corps. Un thermométre de *Farhenheit*, qui, fuivant l'Auteur, mis fur fa poitrine ou fous fon aiffelle, ne pouvoit s'élever au-delà de quatre-vingt-douze degrés, monta jufqu'à quatre-vingt-dix-fept, après qu'il eut été vivement électrifé.

De-là l'électricité lui a paru propre à accélérer le retour périodique des femmes, & à en rendre les évacuations plus abondantes.

Il n'eft point indifférent de remarquer, felon lui, qu'on apperçoit

fenfiblement dans les mufcles d'où
l'on tire des étincelles divers mouvemens convulfifs. Il dit les avoir
fouvent obfervés dans les mufcles
du carpe & des doigts de la main
d'un bras paralytique. Il ajoute que
fuivant qu'il tiroit l'étincelle des
mufcles extenfeurs ou fléchiffeurs,
ces parties, quoique privées de fentiment & de mouvement, fe mouvoient à fa volonté. Enfin il obferve
que les extrémités nerveufes des
mufcles qu'on nomme *Aponévrofe*
& *Tendon*, lui ont paru donner les
étincelles les plus fortes & les plus
douloureufes.

M. *Jallabert*, après l'examen de
l'expérience électrique, appellée la
Commotion, qui fait la matiére du
feptiéme chapitre, donne un Journal de quelques expériences faites
fur un paralytique, & atteftées par
les rapports de M. Guyot, Chi-

rurgien célébre. Ce curieux morceau que nous abrégerons le plus
qu'il fera poffible, mérite de trouver place ici. Nous laifferons parler l'Auteur, pour conferver à fon
récit toute la foi dûe à la précifion & à l'exactitude du procédé.

« Le 26 Décembre 1747, le
» nommé NOGUÉS, Maître Serru-
» rier, âgé de cinquante-deux ans,
» & d'une complexion affez déli-
» licate, vint chez moi. Paralytique
» du bras droit, il y avoit perdu tout
» fentiment. Le poignet étoit fléchi
» vers le côté interne des deux os
» de l'avant - bras ; il étoit pen-
» dant & fans mouvement. Le pou-
» ce, le doigt index, l'auriculaire
» étoient comme colés les uns aux
» autres, & fléchis vers la paume
» de la main. Il reftoit au médius
» & à l'annulaire un foible mouve-
» ment. Le malade levoit & baif-

» foit le bras, mais avec peine ; &
» l'avant-bras ne pouvoit ni fe flé-
» chir, ni s'étendre. Il boitoit auffi
» du côté droit, & ne marchoit qu'à
» l'aide d'une canne.

» Je commençai par lui donner la
» commotion : j'attachai fa main pa-
» ralytique au vafe, & je lui fis de
» l'autre main tirer l'étincelle. Au
» lieu des fecouffes ordinaires qu'on
» éprouve en différentes parties du
» corps, il ne reffentit qu'un coup
» violent à l'épaule droite, fuivi de
» picotement dans tout le bras.
» L'expérience réitérée rendit lesmê-
» mes phénoménes. *Nogués* croyoit
» que M. *Guyot* qui étoit préfent,
» le frapoit fur l'épaule, au mo-
» ment que l'étincelle éclatoit, &
» je ne pus le détromper qu'en lui
» faifant répéter l'expérience, Mon-
» fieur *Guyot* placé vis-à-vis de lui.

» Je lui fis enfuite appliquer la

» main faine au vafe, & au moyen
» d'un cordon de foie j'approchai
» brufquement de la main paraly-
» tique une chaine pendue à la bar-
» re. Le coup à l'épaule droite fut
» alors accompagné d'une fecouffe
» au bras fain & à la poitrine.

 » Lui ayant fait dépouiller l'avant-
» bras, nous le trouvâmes livide,
» flétri & defféché. Les veines qui
» rampent fous la peau étoient va-
» riqueufes. L'atrophie (*a*) s'éten-
» doit à la main, excepté que les
» doigts étoient enflés.

 » Je plaçai le malade le bras nud
» fur de la poix, & l'ayant fait vi-
» vement électrifer, j'approchai le
» doigt des mufcles qui couvrent
» les os de l'avant-bras. Les étin-
» celles que j'excitai furent très-vi-
» ves; nous obfervâmes des mou-

(*a*) Maigreur d'une partie, caufée par le manque de nourriture.

» vemens convulfifs & très-preffés

» dans le mufcle dont on les tiroit ;

» & le poignet ou carpe , & les

» doigts étoient diverfement agités.

» Ainfi ce poignet & ces doigts ,

» privés de tout mouvement vo-

» lontaire , fe mouvoient à mon

» gré , felon le mufcle auquel je

» préfentois le doigt.

» Après ces premiers effais, j'in-

» terrogeai *Nogués* fur l'origine de

» fa paralyfie. Il me dit qu'en 1733,

» à la fin du mois de Juin , forgeant

» une barre de fer , un coup porté

» à faux l'avoit jetté à la renverfe

» fans connoiffance & fans mouve-

» ment ; que demeuré muet & pa-

» ralytique de tout le côté droit ,

» les bains d'*Aix en Savoye* , où il

» fut conduit à la fin de la même

» année , lui avoient rendu la voix,

» & le fentiment à la cuiffe & à la

» jambe droite fur laquelle il avoit

commencé

» commencé dès-lors à se soutenir ;
» que les mêmes bains l'année sui-
» vante avoient diminué sa difficulté
» de marcher , & l'avoient mis en
» état de lever le bras droit , & de
» faire quelques légers mouvemens
» des doigts médius & annulaire :
» mais que depuis son accident , il
» n'avoit jamais pû remuer l'avant-
» bras , le carpe , le pouce , & les
» doigts index & auriculaire.

» L'état du malade la nuit qui sui-
» vit mes premières opérations fut
» tel. Il m'apprit que pendant plus
» d'une heure il avoit senti de la
» chaleur au bras , & à diverses re-
» prises des picotemens assez forts
» pour interrompre son sommeil.

» Je réitérai sur l'avant-bras les
» opérations du jour précédent , &
» comme le poignet étoit tout-à-
» fait fléchi vers le côté interne des
» os de l'avant-bras , que trois doigts

» étoient fans mouvement, & que
» les autres ne s'étendoient que foi-
» blement, je réfolus d'opérer pen-
» dant quelques jours fur les muf-
» cles extenfeurs du carpe & des
» doigts.

» Pour tirer les étincelles je me
» fervois d'une verge de fer, dont
» le bout que je préfentois au muf-
» cle étoit terminé par une efpéce
» de tête ronde de quatorze à quinze
» lignes de diamétre. Après divers
» effais la forme fphérique m'a paru
» exciter les plus vives étincelles,
» & produire dans les mufcles les
» plus fortes fecouffes. Avant &
» après l'expérience j'avois foin de
» faire frotter fur un brafier la par-
» tie fur laquelle j'opérois.

» Les 27. 28. 29. 30. & 31. pen-
» dant une heure & demie chaque
» jour, je fecouai le radial externe,
» le cubital externe, l'extenfeur

» commun des doigts, l'extenfeur
» propre de l'index, les extenfeurs,
» & le long fléchiffeur du pouce.
» *Nogués* éprouva de plus, & cha-
» que jour trois & quatre fois, la
» commotion.

» Le 3. Janvier l'avant-bras &
» la main avoient repris quelque
» fentiment. Le malade fentoit l'ar-
» deur du feu fur lequel on le frot-
» toit. Il fentoit auffi, mais foible-
» ment, la piquure des étincelles.

» Le 4. les doigts médius & an-
» nulaire fe mouvoient avec moins
» de difficulté. Le carpe & l'index
» avoient auffi quelque mouvement.
» La maigreur de l'avant-bras pa-
» roiffoit diminuer. J'en mefurai la
» circonférence un pouce au-deffous
» de l'articulation du bras avec l'a-
» vant-bras : elle étoit de fix pou-
» ces dix lignes.

» Le 8. *Nogués* fe plaignit que

S ij

» les deux ou trois dernieres nuits
» il avoit senti à plusieurs reprises
» des frémissemens & des picote-
» mens au bras droit, & que son
» sommeil n'avoit pas été tran-
» quille.

» Les secousses réitérées données
» aux muscles dont j'ai parlé, pa-
» roissant dissiper la couleur livide,
» & la maigreur de l'avant-bras, je
» voulus tenter les mêmes opéra-
» tions sur les muscles fléchisseurs
» du carpe & des doigts ; sur le
» palmaire long, sur les pronateurs
» du radius, & sur le long supina-
» teur. Je vis l'atrophie se dissiper
» successivement, & l'avant-bras
» reprendre sa couleur naturelle.

» Le 10. M. *Guyot* qui suivoit
» mes opérations, examina l'avant-
» bras & la main : leur couleur,
» leur embonpoint, & les mouve-
» mens que le carpe & les doigts

» avoient acquis , l'étonnèrent.

» Le froid des jours fuivans me
» parut trop apre pour dépouiller
» l'avant-bras : je me bornai à fe-
» couer les mufcles propres du
» pouce, le thénar, l'hypothénar,
» l'antithénar, le long fléchiffeur
» & les extenfeurs. La gêne & l'in-
» action de ces mufcles pendant
» quinzes années , avoient fait relâ-
» cher les extenfeurs , & caufé la
» contraction des abducteurs & des
» fléchiffeurs. Auffi les progrès de
» cette opération furent-ils lents.

» Le 15. *Nogués* commença de
» fléchir à fa volonté la troifiéme
» phalange du pouce.

» Le 17. le pouce put s'étendre ,
» fe féparer de l'index de trois ou
» quatre lignes, & s'en rapprocher.
» Je continuai de tirer de fréquen-
» tes étincelles des mufcles propres
» au pouce ; j'en tirai auffi des in-

» teroffeux, de l'extenfeur propre
» de l'index, de l'extenfeur & de
» l'abducteur du petit doigt, & des
» tendons que le fublime & le pro-
» fond envoyent à l'index. La
» promptitude de ce doigt, & fur-
» tout de la troifiéme phalange,
» à fe fléchir dès que *Nogués* ceffoit
» de faire un effort de volonté pour
» l'étendre, ne permettoit pas de
» douter que ces tendons n'euffent
» perdu de leur foupleffe naturelle.
» Je les attaquai, & malgré l'apo-
» névrofe palmaire, & les mufcles
» fous lefquels ils traverfent la pau-
» me de la main, je les fecouai
» vivément, comme me le prouve-
» rent les ofcillations preffées de
» l'index.

» Un rhume furvenu à mon ma-
» lade, m'ayant fait craindre pour
» lui le contact d'un vafe froid, je
» remplis d'eau chaude celui que

» j'employois à lui donner la com-
» motion.

» J'appris le lendemain qu'il avoit
» fenti de la chaleur au bras droit
» plus long-tems qu'à l'ordinaire,
» que les picotemens y avoient été
» plus fréquens, & qu'il avoit affez
» bien repofé la nuit.

» Cela m'engagea à tenter la com-
» motion avec de l'eau bouillante.
» Elle fut fi rude, que *Nogués*, juf-
» que-là empreffé à s'y offrir, ef-
» frayé & tremblant, fe jetta fur
» un fiége. Un coup violent, di-
» foit-il, l'avoit frapé en diverfes
» parties du corps ; & il lui en ref-
» toit une vive douleur dans les
» bras & dans les reins. Je l'exhor-
» tai à s'aller mettre au lit.

» La confternation & les douleurs
» qu'avoit reffenti *Nogués* m'inquié-
» toient fur les fuites de cette ex-
» périence. Heureufement dès le

»lendemain matin j'appris que mon
»paralytique s'étoit levé, & qu'il
» se rendroit chez moi à l'heure
»marquée.

„Il avoit été inquiet toute la
„nuit. Outre les picotemens ordi-
„naires, il avoit senti & sentoit en-
„core, lorsqu'il tousSoit, des dou-
„leurs dans les reins & dans le bras
„droit : il ne pouvoit se tenir de-
„bout sans avoir mal aux reins.
„Enfin il lui étoit survenu une aSSez
„forte diarrhée. Dans cet état je
„crus devoir suspendre la commo-
„tion.

„Pour le garantir du froid, pen-
„dant que j'opérois sur lui, il me
„vint en pensée de me mettre à sa
„place sur de la poix, & de pré-
„senter la verge de fer au bras,
„tandis qu'on le frotteroit sur un
„brasier. L'événement répondit à
„mon attente. La contraction des
„muscles

„ muſcles & les mouvemens des os
„ furent les mêmes, que lorſque le
„ malade étoit placé ſur la poix.
„ Cette nouvelle façon de ſecouer
„ les muſcles m'engagea à repren-
„ dre les opérations que le froid
„ m'avoit fait ſuſpendre.

„ J'indique cette méthode, à
„ cauſe de la facilité qu'elle donne
„ à opérer ſur des malades cou-
„ chés dans leur lit, & pendant
„ qu'on les frotte.

„ Le 22. les muſcles extenſeurs
„ du carpe & des doigts, & ceux
„ qui ſervent aux mouvemens de
„ pronation & de ſupination s'é-
„ toient beaucoup fortifiés. *Nogués*
„ tournoit la main du côté externe
„ des deux os de l'avant-bras, en-
„ ſorte qu'elle faiſoit avec eux un
„ angle obtus : il tournoit auſſi la
„ main en-dehors & en-dedans à ſa
„ volonté.

Tome I.   T

„La ceſſation de la diarrhée
„m'enhardit à redonner la com-
„motion au paralytique ; mais je
„n'oſai le faire qu'avec l'eau froi-
„de. La ſecouſſe ne ſe fit plus ſen-
„tir uniquement à l'épaule droite ;
„mais comme aux perſonnes ſaines
„en différentes parties du corps.

„Cet eſſai , quoiqu'avec l'eau
„froide , ne laiſſa pas de provo-
„quer la diarrhée , & juſqu'au 24.
„Février il l'a conſtamment exci-
„tée.

„Le 26. *Nogués* empoigna de la
„main droite , & enleva de deſſus
„ma table une bouteille pleine
„d'eau du poids d'environ deux
„livres. Il l'inclina enſuite en-
„dehors & en-dedans. Le même
„jour & pour la premiére fois il
„ôta ſon chapeau ; mais après l'a-
„voir levé de deſſus ſa tête , il eut
„de la peine à le ſoûtenir ; le pouce

„, & la troiſiéme phalange de l'in-
„ dex n'ayant pas encore acquis
„ aſſez de ſoupleſſe.

„ Le 28. Il prit ſur la table &
„ porta à ſa bouche un verre plein.

„ Le 1. Février, le tems s'étant
„ radouci, je crus que je pouvois
„ commencer à opérer ſur les muſ-
„ cles qui couvrent l'os du bras.
„ Je fis découdre depuis l'épaule
„ juſqu'au bras la manche de l'habit
„ de *Nogués* : elle ſe refermoit par
„ des rubans couſus des deux côtés.
„ Une flanelle dont on enveloppoit
„ le bras par-deſſus l'habit empê-
„ choit le froid de pénétrer par l'ou-
„ verture qu'on avoit faite. Nous
„ trouvâmes le bras livide & d'une
„ extrême maigreur : il y avoit un
„ grand enfoncement entre le bi-
„ ceps & le brachial interne. Les
„ trois muſcles extenſeurs du cou-
„ de, nommés communément le

,, Triceps, paroissoient à peine. Le
,, Deltoïde étoit très-petit & point
,, figuré. La circonférence du bras
,, au-dessous du Deltoïde étoit d'en-
,, viron sept pouces & demi : celle
,, de l'avant-bras, prise au même
,, endroit qu'elle l'avoit été le 5.
,, Janvier, étoit de neuf pouces trois
,, lignes. Entre les muscles qui cou-
,, vrent l'os du bras, le Deltoïde,
,, & les fléchisseurs du coude, sça-
,, voir, le biceps & le brachial in-
,, terne, furent ceux auxquels je
,, m'attachai particuliérement.

,, J'eus la satisfaction de voir le
,, bras reprendre de jour en jour de
,, la couleur & des chairs. Le 9.
,, Février l'enfoncement entre le
,, biceps & le brachial interne se
,, trouva presque rempli. Le biceps
,, & le Deltoïde avoient sensible-
,, ment grossi. le bras avoit ac-
,, quis de nouvelles forces. *Nogués*

„ enleva de terre un sac du poids
„ de huit livres , & il le balança
„ pendant quelques momens. Il
„ souleva un marteau pesant deux
„ livres & en frapa quelques coups
„ sur une table.

  „ Je vérifiai sur le bras que les
„ veines des parties sur lesquelles
„ on opére , enflent , & que leurs
„ muscles se gonflent & se durcis-
„ sent à mesure que les étincelles
„ deviennent plus vives & plus pres-
„ sées.

  „ Le 10. & les jours suivans
„ j'opérai plus long-tems qu'à l'or-
„ dinaire sur les muscles dont l'os
„ du bras est couvert, & je secouai
„ vivement le triceps.

  „ Quand on présentoit la verge
„ de fer au condyle interne, le pa-
„ ralytique sentoit une vive dou-
„ leur, soit à cause de l'aponévrose,
„ qui s'y rencontre, soit parce que

„le carpe se fléchissoit brusque-
„ment. On sçait que les muscles
„qui servent à faire le mouvement
„de fléxion de poignet sont atta-
„chés au condyle interne, ou aux
„environs du même côté.

„Cette méthode d'agir sur les
„muscles m'a paru propre à don-
„ner une idée générale de la Myo-
„logie. En même tems qu'on indi-
„que un muscle, ses oscillations
„en montrent à l'œil l'usage par
„l'agitation de la partie solide à
„laquelle il est attaché. Je ne sçais
„même si dans quelques cas ces
„expériences ne seroient point plus
„sûres que celles qu'on fait en ti-
„rant les muscles disséqués d'un ca-
„davre.

„Le 11. le Paralytique ayant le
„poignet tourné en-dehors, enleva
„de terre une chaise pesant huit
„livres, & la balança quelques mo-

„ mens. Dès ce jour il ne s'eſt plus
„ ſervi à table que du bras droit.

„ Le 12. *Nogués* nous apprit que
„ depuis ſon accident , cet hyver
„ étoit le premier où il n'eût point
„ eu d'engelures à la main malade.
„ Cela nous rappella que ſes doigts
„ étoient enflés , quand nous viſi-
„ tâmes ſon bras pour la premiére
„ fois.

„ Le 17. un jeune homme âgé
„ de vingt ans s'étant mis ſur la
„ poix, il s'éleva dans les endroits
„ d'où l'on tira des étincelles des
„ eſpéces de tumeurs entourées d'une
„ petite rougeur , comme s'il eût
„ été piqué par des guêpes ou par
„ des couſins. Le frotement ne diſ-
„ ſipa point ces empoulles , qui ſub-
„ ſiſtérent pluſieurs heures. Cette
„ perſonne eſt la ſeule qui m'ait
„ rendu ce phénoméne : mais j'ai
„ ſouve nt apperçu depetites puſtu-

„ les de la groſſeur d'un grain de
„ navette, qui s'évanouiſſoient d'el-
„ les-mêmes, & tomboient en écail-
„ les, laiſſant ſur la peau une im-
„ preſſion ſemblable à celle d'une
„ légère brulure.

„ Le 19. *Nogués* prit de la main
„ droite une boule de quatre pou-
„ ces de diamétre, & la jetta en
„ faiſant le mouvement d'extenſion
„ du poignet.

„ Le 20. par le ſeul mouvement
„ de l'articulation du carpe avec
„ le radius, il prit par un bout &
„ leva de terre un bâton de trois
„ pieds & quelques pouces de lon-
„ gueur, peſant plus de deux livres.
„ Il enleva auſſi à la hauteur de
„ cinq à ſix pieds un poids de ſept
„ à huit livres, attaché à une corde
„ qui paſſoit ſur une poulie fixée
„ au plancher.

„ Le 23. après avoir levé le bâ-

„ton de la même maniére, il fit ,

„en le tenant toujours par un bout ,

„les mouvemens de pronation &

„de fupination du carpe. Le bras

„prefqu'étendu , il foutint quel-

„ques momens ce bâton dans une

„fituation verticale , & il le mit

„fur l'épaule droite.

„Le 24. il fe plaignit que de-

„puis quelques jours il fentoit de

„la douleur au grand pectoral , &

„aux mufcles qui fervent à abaiffer

„le bras. Je jugeai que cette dou-

„leur venoit de ce que les muf-

„cles ne fe prêtoient pas affez aux

„mouvemens dont le deltoïde étoit

„devenu capable ; & je réfolus ,

„dès que le temps le permettroit ,

„d'exciter dans tous les mufcles

„qui meuvent l'os du bras les mê-

„mes mouvemens convulfifs que

„j'avois excités dans le deltoïde.

„Le 28. *Nogués* éleva à la hau-

„ teur de plus de fept pieds un poids
„ de feize livres , attaché à une
„ corde paffant fur une poulie fixée
„ au plancher. Et par le mouve-
„ ment d'extenfion du poignet, il
„ jetta avec facilité plufieurs fois
„ de fuite une boule. Je mefurai le
„ bras au même endroit que je l'a-
„ vois déja fait, fa circonférence
„ étoit de plus de neuf pouces.

„ Un vent de nord ayant amené
„ avec beaucoup de neige un froid
„ très-vif, je fus obligé de renon-
„ cer à mon deffein de fecouer les
„ mufcles moteurs du bras. Je con-
„ feillai à *Nogués* , dont la main ma-
„ lade étoit depuis quinze ans en-
„ veloppée d'un double gand fourré,
„ de ne pas trop l'expofer à l'air,
„ & de s'en fervir rarement. Je crai-
„ gnois les effets que le ralentiffe-
„ ment du mouvement du fang &
„ la fuppreffion de la tranfpiration

,, caufée par le froid, ont coutume
,, de produire.

,, Le 12. Mars *Nogués* revint chez
,, moi. Il ne me parut pas que la
,, ceffation de mes opérations fur
,, lui eût diminué la facilité qu'il
,, avoit acquife de mouvoir le bras
,, & la main en divers fens. Il fra-
,, poit même des coups d'un mar-
,, teau pefant trois livres & demie
,, plus aifément qu'il n'avoit encore
,, fait.

,, Et comme l'expérience nous
,, apprend que plus on exerce les
,, organes, plus ils prennent de nour-
,, riture & deviennent robuftes par
,, l'abondance avec laquelle le fang
,, & les efprits animaux s'y portent;
,, il eft à efpérer que la chaleur de
,, l'été, & un fréquent ufage du bras
,, qui a été paralytique en fortifie-
,, ront encore les mufcles & les ren-
,, dront plus charnus. ,,

Un Obfervateur auffi pénétrant que l'eft M. Jallabert, ne peut manquer d'avoir des idées heureufes fur les caufes des phénoménes. On fera donc bien aife de voir à la fuite de fes Expériences fes *Conjectures fur la caufe de l'Electricité médicale.*

Les effets de l'électricité fur le fang qui jaillit de la veine, femblent, felon lui, avoir un grand rapport avec ceux du jet d'eau électrifé. En effet, dit-il, puifque les liqueurs qui s'écoulent par un fiphon dont l'orifice eft étroit, reçoivent un nouveau mouvement de la matiére électrique, pourquoi cette même matiére n'ajouteroit-elle pas à la vîteffe du fang qui fort par une ouverture d'une ligne ou environ de diamétre? Pourquoi l'approche d'un corps non électrique ne produiroit-elle pas dans ce jet de fang les mêmes effets que dans les fluides électrifés.

L'impreffion douloureufe qu'on reffent dans l'ouverture même de la veine au moment que quelqu'un préfente le doigt au jet, provient de l'impétuofité du fang qui fe précipite vers le doigt ; car ce fang faifant un effort pour s'écouler avec plus de rapidité & d'abondance, il preffe avec plus de force les parois de la veine, dilate fon ouverture & déchire un peu fes tuniques. De-là l'engourdiffement au bras & le tremblement de main qui fuivent la faignée ; & comme les parties du fang font contiguës, & fe preffent mutuellement, celles qui touchent l'ouverture de la veine ne fçauroient être agitées, fans ébranler toute la maffe du fang, & les parois élafti-ques des vaiffeaux dans lefquels il fe meut. C'eft à cette caufe qu'il affigne les picotemens que fent dans tout le corps la perfonne qu'on faigne, quand on approche du jet de fang quelque corps non électrique.

Des phénoménes que le fang d'une perfonne électrifée produit à l'ouverture de la veine, l'Obfervateur paffe aux fréquens battemens de pouls, & à l'augmentation du degré de chaleur caufée par l'électricité. Il propofe ainfi fes conjectures. Outre l'action immédiate de la matiére électrique fur le fang, cette même matiére ne pénétreroit-elle point les nerfs pour s'y unir avec le fluide nerveux, & en augmenter la maffe & la vîteffe ? N'y occafionneroit-elle point quelque efferveſcence pareille à celle que produit le mêlange de diverfes liqueurs chymiques, caufée peut-être par l'attraction mutuelle des parties du fluide nerveux & de l'électrique ? Ne feroit-ce point encore à l'action de la matiére électrique fur le fluide nerveux qu'elle peut déterminer à couler plus rapidement & plus abondamment dans les nerfs moteurs du cœur qu'il faut attribuer les contractions plus fréquentes de ce mufcle ?

Le mouvement du fang , continue-t-il, étant augmenté, la chaleur du corps doit devenir plus grande. Ce qui produit la chaleur naturelle du corps eft le frotement des parties du fang les unes contre les autres, & contres les parois des vaiffeaux dans lefquels il circule ; car dès que ce frotement ceffe, le corps fe met bientôt au degré de température de l'air qui l'environne. Diverfes expériences font voir que les fluides pouffés avec violence dans des canaux étroits, s'échauffent à proportion qu'on augmente les forces mouvantes, furtout fi ces fluides & les canaux où ils fe meu-

vent font élastiques. Or comme les
artéres ont beaucoup d'élasticité, &
que les globules du fang, ainsi que
l'a obfervé *Leuvenhoeck*, en paffant
par des canaux fort étroits prennent une figure oblongue & deviennent enfuite fphériques, l'augmentation du mouvement du fang produite par l'électricité doit augmenter fenfiblement le degré de chaleur
du corps.

Un des effets les plus furprenans
de l'électricité, ce font les mouvemens vifs & prompts qu'elle excite
dans les mufcles; & dans les parties
folides. On fçait que les divers mouvemens du corps dépendent du jeu
des mufcles; & que l'action de tous
les mufcles confifte, à tirer, en fe
raccourciffant, les parties folides
auxquelles ils font attachés. On fçait
encore qu'il entre des nerfs dans
tous les mufcles, & qu'après s'y être
dépouillés

dépouillés des membranes qui les
environnent, ils ſe répandent librement dans toute la ſubſtance des
muſcles ; enſorte qu'on ne peut aſ-
ſigner un ſeul point où l'on ne rencontre quelque fibre nerveuſe. Des
expériences très-délicates, entr'autres celles qui ont eté faites ſur les
nerfs diaphragmatiques , rendent
très - vraiſemblable que le gonfle-
ment & la contraction des muſcles,
ainſi que l'approche mutuelle des os
& des tendons auxquels ils ſont attachés , ſont produits par les écoulemens d'un fluide très - ſubtil dans
les fibrilles nerveuſes , creuſes &
compoſées de véſicules ; & que ces
petites véſicules prennent une figure
qui approche d'autant plus de la
ſphérique, que le fluide qui les rem-
plit eſt plus abondant. Si donc un
muſcle électriſé ſe gonfle & ſe contracte , quand on lui préſente un

corps électrique, ne seroit-ce point
que la matiére de l'électricité qui
se porte constamment de toutes les
parties d'un corps électrisé dans celle
dont on approche quelques corps
non électrique, coulant de toutes
parts & avec rapidité dans ce mufcle, y entraîne une certaine quantité de fluide nerveux, en dilate les
membranes vésiculaires, & opére
ainsi son raccourcissement ?

Si l'approche d'une verge de métal électrisée, occasionne les mêmes
mouvèmens dans les muscles d'une
personne à laquelle on n'a com-
muniqué aucune électricité, cela ne
viendroit-il point de ce que le fluide
électrique passant avec impétuosité
& en abondance des corps électrisés
dans les corps non électriques d'une
masse considérable, une grande
quantité de fluide électrique s'écoule
tout à coup de la verge dans le muf-

cle dont on l'approche, en pénétre les fibres nerveufes, les gonfle & rapproche par conféquent les extré-mités de ce mufcle?

Les fibres nerveufes fe trouvant raffemblées en plus grande quantité dans les parties aponévrotiques & tendineufes, fi on leur préfente le doigt, les mouvemens convulfifs ne devront-ils pas être plus vifs, & les étincelles plus douloureufes? Auffi obferve-t-on que ces parties font fi fenfibles, que la bleffure la plus légère y eft fouvent accompagnée de fymptômes facheux.

De même la fenfation devra être plus vive, fi l'on expofe à l'action de l'électricité les parties où le fens du tact eft le plus exquis; car dans ces parties les nerfs qui vers la fur-face de la peau fe dépouillent de leurs enveloppes, & fe terminent en petites houpes, ne font garantis que par l'épiderme feulement.

Si des fecoufes vives & fréquentes excitées en quelques mufcles,
ont été capables de leur donner de
la force & de l'embonpoint, ne
feroit-ce point que la foiblefle & la
maigreur de ces mufcles venoit de
ce que les fibres nerveufes n'aidant
point par leurs contractions & dila-
tations réciproques à poufler le fang
des gros vaifleaux dans les plus petits, il en pafloit très-peu dans les
artéres & dans les vaifleaux capillaires ; & de ce que les cellules hui-
leufes & les vaifleaux lymphatiques
dont la réplétion fait principalement
la mafle des mufcles, étoient privés
des fucs que les artères leur four-
niflent dans l'état naturel ? Les fe-
coufles vives & promptes d'un mufcle ne font - elles pas encore très-
propres à écarter les tuniques des
vaifleaux affaiflées, & collées les

unes contre les autres, & à rendre
à toutes les fibres charnues & aux
autres parties folides la force & le
ton néceffaires, pour que les fucs
pénétrent jufqu'aux extrémités des
plus pétites fibres, & pour que les
parties impures s'exhalent par la
tranfpiration ? Ne feroit-ce point
par ces raifons qu'on prefcrit dans
les paralyfies de fortes frictions, des
emplâtres dont l'acreté picote, des
véficatoires, &c. qu'on va même
jufqu'à fouetter avec des orties les
membres paralytiques ?

Enfin fi les engelures qui depuis
quinze ans attaquoient toutes les années la main & les doigts paralytiques de *Nogués*, ne parurent point
dans le temps des opérations électriques faites fur lui, malgré la durée
& la vivacité du froid ; fi l'enflure
des doigts s'eft même diffipée affez
promptement, ne feroit-ce point

que le fang & la lymphe, épaiffis &
arrêtés dans ces parties éloignées du
cœur, & privées d'ailleurs de mouvement, ont été atténués, broyés,
divifés par les frémiffemens vifs &
prompts, excités dans toutes les fibres mufculaires & tendineufes des
doigts & de la main ; & de ce que
ces mêmes frémiffemens, en con-
tribuant à la circulation du fang &
des autres humeurs, ont fait fortir
par la tranfpiration les parties qui
obftruoient les pores de la peau ?

Mais à quelle caufe attribuer,
ajoute enfuite l'Obfervateur, la
diarrhée occafionnée par la terrible
commotion qu'éprouva *Nogués* le
19 Janvier, & qui pendant quelque
tems eft revenue chaque fois qu'il
étoit expofé à la même épreuve ?
On conjecturoit peut-être avec quelque vraifemblance que l'action du
fluide électrique fur les nerfs ayant

été beaucoup plus forte dans cette
expérience que dans les autres, avoit
irrité les membranes nerveuses des
inteſtins, & y avoit excité des conſtrictions ſpaſmodiques, très-propres
à leur faire rendre les excrémens, &
à exprimer encore des glandes inte-
ſtinales une grande quantité de limphe. Les membranes nerveuses des
inteſtins une fois vivement irritées
ont pû conserver une diſpoſition à
accélérer leur mouvement périſtal-
tique.

Ces obſervations jointes à d'autres
font eſpérer à M. Jallabert que l'é-
lectricité pourra dans la ſuite aider à
diſſiper les tumeurs que produit une
humeur épaiſſe & viſqueuse qui s'arrête dans quelques glandes, ou dans
certains endroits de la peau. Il n'eſt
pas beſoin de dire qu'au même tems
que l'on tâcheroit de réſoudre ces
humeurs, en y excitant de vives

ſecouſſes, il ſeroit néceſſaire de s'aider des conſeils d'un Médecin expérimenté qui preſcriroit les remédes propres à corriger les vices du ſang & des humeurs, & à prévenir le retour de ces maux.

On voit qu'il en veut venir au principal objet de ſes expériences électriques, à la paralyſie. Comme cette maladie, continue-t-il, eſt ſouvent produite par l'interruption du cours du fluide nerveux, les ſecouſſes violentes que la commotion excite tout à coup dans les nerfs, pourroient en certains cas diſſiper les obſtacles qui embarraſſent le cours de ce fluide, & rendre aux nerfs la liberté de leurs mouvemens. On a pluſieurs exemples de perſonnes qu'une peur ſoudaine, un accès violent de colère, &c. ont guéri de la paralyſie. On pourroit examiner ſi la commotion employée diſcréte-
ment

ment ne feroit point préférable aux irritans que Boerhave ou d'autres Médecins conseillent d'employer, tels que font les sternutatoires & les forts vomitifs : ces remédes ne pouvant diffiper l'obstruction qui gêne le cours des esprits animaux, ni dégager les nerfs, qu'autant qu'ils y excitent des tremblemens & des convulsions.

La chaleur, les frémissemens, les picotemens qu'on ressent après la commotion dans les membres atteints de paralysie, sembleroient indiquer l'efficace de cette opération ; car ces phénoménes s'expliquent très-naturellement, si on suppose que les nerfs qui aboutissent aux parties paralytiques ont conservé une espéce d'agitation & d'irritation, & que la secousse violente a porté les différens liquides dans des vaisseaux, où le défaut de jeu

Tome I. X

dans les muscles les empêchoit de pénétrer.

Enfin, conclut-il, ce qui me feroit bien augurer de la commotion, c'est que le paralytique sur lequel j'ai opéré n'éprouvoit point d'abord en différentes parties du corps les secousses qu'y ressentent les personnes saines. Il ne s'appercevoit que d'un coup violent au haut du bras malade. Il est vraisemblable que l'action du fluide nerveux cherchant à rompre les obstacles qui gênoient son cours, s'exerçoit principalement sur les nerfs moteurs des organes paralytiques.

Il finit par examiner si les mauvais effets d'une trop forte commotion doivent en interdire tout usage. On m'objectera peut-être, dit-il, que si la matiere électrique opére jusqu'à dissiper une obstruction paralytique, la violente secousse des nerfs peut auffi produire des effets très - dangereux. M. Doppelmacer, célébre Profeffeur de Nuremberg, en a fait une trifte expérience. (*a*) L'accident qui lui eft arrivé, & qui doit empêcher de s'expofer imprudemment à la commotion, formeroit un préjugé invincible contre elle, fi on ne fçavoit par expérience que les mêmes caufes employées différemment, ou en différens cas, produifent des effets très-différens. Plus un reméde eft prompt & efficace, plus auffi les effets en font dangereux, s'il n'eft appliqué convenablement, ou adminiftré avec fageffe. La matiére électrique pourroit donc donner & guérir la paralyfie. Elle pourroit brifer les vaiffeaux lymphatiques d'où s'épanche un liquide qui comprime les nerfs: elle pourroit rompre quelques - uns

[*a*] Voyez Nouv. Bibl. German. Tom. II. p. 2.

des tuyaux où coule le fluide nerveux : mais aussi elle pourroit ouvrir les passages qui étoient fermés à ce fluide. D'ailleurs, ce qui seroit un danger pour quelqu'un qui a tout à perdre, n'en est plus un pour celui qui pour se tirer de son état, doit tout oser.

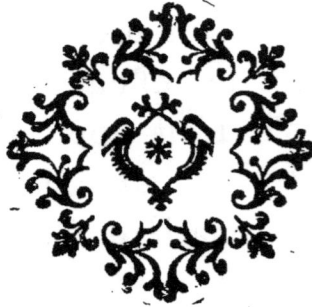

DISSERTATION

SUR LES EFFETS

DE

L'ÉLECTRICITÉ ,

Avec un détail des Expériences faites à ce sujet sur des Paralytiques.

Par M. DE LA SONE , Docteur en Médecine de la Faculté de Paris, de l'Académie Royale des Sciences, & premier Médecin de la Reine.

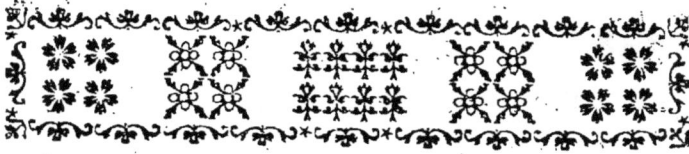

DISSERTATION

SUR LES EFFETS

DE

L'ÉLECTRICITÉ.

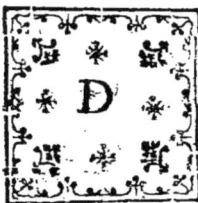

D Es le tems qu'on n'employoit encore que le tube de verre, pour les expériences de l'électricité, quelques Physiciens avoient recherché les effets qu'étoit capable de produire sur le corps humain, la matiére électrique actuellement en action. Les découvertes furent très-bornées, parce que le frotement du tube ne donnoit pas des résultats d'expériences assez sensibles. Mais à peine eut-on substitué le globe de verre

au tube, que les merveilles de l'é-
lectricité se développerent plus sensiblement dans une longue suite d'expériences, & parurent dans un plus
grand jour. Les aigrettes lumineuses,
les torrens de lumiere qui sortirent
des barres de fer électrisées, le sang
lumineux jailliffant d'une veine ou-
verte, la terrible commotion ou la
secousse que fait sentir l'étincelle fou-
droyante dans l'expérience de Léyde; ces faits principaux, sans parler
des autres, firent conclure que le
corps humain étoit *un des plus amples
magazins* de matiére électrique; que
cette matiére y étoit comme dans
tous les autres corps, d'une mobilité
étonnante; qu'elle y étoit capable
d'une inflammation générale & su-
bite, ou d'une force d'explosion;
qu'étant mise en action, elle parcou-
roit en un instant les plus petits canaux; qu'elle pourroit y produire

des changemens , & essentiellement
fur le fluide le plus fubtil , d'où
paroit dépendre l'action des nerfs.
On est allé même jufqu'à foupçonner
que la portion de matiére électrique
du corps des animaux , n'étoit autre
que ce fluide nerval , ces efpris animaux dont l'action est auffi prompte
que l'éclair , qui s'emblent agir par
irradiation. On foupçonne encore
que *Willis* en fuppofant une matiére
explofive, pour expliquer l'action des
nerfs , auroit été plus fondé , s'il avoit
connu les phénoménes que préfente
la matiére électrique fur le corps
humain. D'ailleurs on reconnut que
les effets de l'électricité fur le corps
humain étoient encore d'agiter , de
raréfier la maffe générale des liqueurs , & de communiquer fur-tout
aux parties dont on avoit tiré les
étincelles , une efpéce de fourmille-
ment qui continuoit à fe faire fen-

tir quelque tems après les expériences.

Toutes ces confidérations détermi-
nerent à appliquer le globe électrique
à la médecine, comme un nouveau
reméde qui méritoit d'être examiné.
On fe crut bien fondé à tenter fi les
paralytiques foumis à des expériences n'en tireroient pas un avantage
réel. M. l'abbé Nollet, dont on con-
noit le zèle & la fagacité, fut le premier qui fit cette épreuve à Paris,
conjointement avec M. Lafône,
Médecin, & M. Morand, Chirurgien, qui affifterent aux expériences.
En même tems quelques autres Phyficiens piqués d'une pareille curiofité
prirent la même route. On fit fubir
la commotion de Léyde, un grand
nombre de fois & plufieurs jours de
fuite à différentes perfonnes paralytiques des deux fexes. Dans quelques-unes, la commotion ne parut

fe faire fentir que peu à peu & par gradations dans les parties paraly-fées : prefque tous eurent des dou-leurs fourdes & une efpéce de four-millement dans les organes paraly-fées, plufieurs jours après que les expériences furent faites : mais au-cun ne fut guéri à Paris.

Dans ce tems là, *M. Lecat*, habile Chirurgien de Rouen, fit part à lAcadémie Royale des Sciences, dont il eft correfpondant, de la gué-rifon d'un paralytique, qu'il avoit fourni aux expériences de l'électrici-té. Le fait parut furprenant, & dès lors la plupart des Phyficiens foupçon-nerent qu'il pourroit bien y avoir quelque efpéce de paralyfie, ou du moins quelques circonftances dans ces maladies, d'où dépendroit l'ef-ficacité des expériences pour la cure. En même tems *M. Louis*, Chirurgien de Paris, publia un écrit où il voulut établir *à priori* , & par une fuite d'expériences tentées fans fuccès fur des paralytiques , qu'on efpéroit en vain de guérir la paralyfie par le moyen du globe électrique.

En dernier lieu M. Jallabert , habile Profeffeur de Phyfique à Genève , communiqua à l'Académie Royale des Sciences , dont il eft correfpondant , un fait des plus étonnans. C'eft la guérifon *prefque totale*, d'un bras paralytique & atrophié depuis plus de dix ans. M. Jallabert , inftruit des tentatives peu heureufes qu'on avoit faites à Paris , & en divers autres lieux , en communiquant fimplement aux malades la commotion de Léyde , comme on le fait ordinairement , voulut s'y prendre d'une autre maniére. Il électrifa fortement fon paralytique , & de toutes les parties de la peau , qui répondent aux différens mufcles moteurs de l'avant-bras, du bras & de la main, il tira fucceffivement un grand nombre d'étincelles. Dès les premiers jours le malade commença à remuer les doigts, & à faire quelqu'autre mouvement. Les expériences ayant été continuées tous les jours de la même maniére, la liberté & l'étendue des mouvemens de tout le bras paralytique augmenterent par gradations, & affez rapidement. Mais ce qui furprit le plus, ce fut de voir ce bras qui depuis long-tems étoit atrophié, & en partie defféché, reprendre nourriture, groffir & redevenir prefque femblable au bras fain. Alors on obferva qu'en tirant les étincelles fur les différens mufcles de ce bras paralytique, il y paroiffoit en même tems une agitation involontaire dans les fibres, une efpéce de mouvement vermiculaire, ou comme un petit mouvement convulfif. Enfin le malade fut électrifé jufqu'à ce qu'il pût porter la main à fon chapeau, l'ôter de deffus la tête & l'y remettre, & foulever encore certains corps pefans. Le fait publié par M. Jallabert étoit trop autentique & trop intéreffant, pour ne pas mériter toute l'attention. Mais comme depuis longtems on a pris le fage parti de ne pas tirer des inductions trop précipitées, & de ne point annoncer de découverte qu'elle ne fût confirmée par un grand nombre de faits, l'Académie Royale des Sciences chargea M. l'abbé Nollet de répéter la nouvelle expérience, en fuivant la méthode de M. Jallabert. M. le comte d'Argenfon, Miniftre de la guerre, donna les ordres néceffaires pour que ces expériences puffent être faites à l'Hôtel Royal des Invalides. Elles y ont été fuivies long-tems & avec beaucoup d'attention fur un grand nombre de Soldats paralytiques, en préfence de plufieurs Médecins & Chirurgiens : mais *le réfultat n'en a point été favorable*; nulle guérifon, pas même aucun effet qui la fit efpérer. On a feulement obfervé ces mouvemens fpontanés ou convulfifs, dans les différens mufcles d'où on tiroit les étincelles; ce qui eft toujours un fait très-fingulier. M. l'Abbé Nollet doit publier le détail de ces expériences.

De l'hiftoire de tous ces faits connus, il paroit réfulter que la Médecine ne doit point fe flater de tirer un grand avantage des nouvelles expériences de l'électricité. On n'eft pourtant pas en droit d'en conclure l'inutilité abfolue. Peut-être n'y a-t-il qu'une efpéce affez rare de paralyfie qui puiffe en attendre quelque fecours : ou peut-être y a-t-il dans ces maladies quelque circonftance fa-

vorable qu'on n'a point encore apperçue, & fans laquelle il n'y aura
point de fuccès. N'en eft - ce pas
affez pour être encouragé à faire de
nouvelles tentatives, non-feulement
dans le cas de paralyfie, mais pour
plufieurs autres maladies, où la ra-
réfaction des liqueurs du corps humain, fon accélération dans les vaiffeaux, l'augmentation de la tranfpiration infenfible, la force des humeurs, les vives fecouffes & l'ébranlement des parties folides pourroient
être utiles ; car un grand nombre
d'expériences femblent prouver que
tous ces effets font dus à l'électricité
appliquée au corps humain ; & d'ailleurs la matiére électrique, joue
peut-être un plus grand role qu'on
ne penfe dans l'œconomie animale.

OBSERVATIONS

OBSERVATIONS

SUR LES VERTUS MEDICALES

DE

L'ÉLECTRICITÉ,

Par M. SAMUEL - THEODORE QUELMALZ, *publiées à Léipsick, en* 1753.

Tome II.

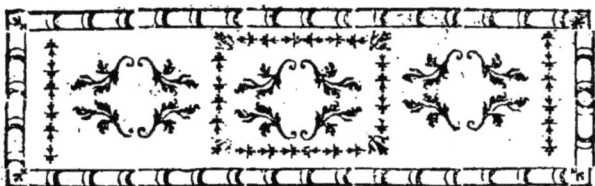

OBSERVATIONS

SUR LES VERTUS MEDICALES

DE

L'ÉLECTRICITÉ.

I L y a quinze ans que dans cette ville, célébre par les moyens d'y acquérir les connoissances les plus distinguées, on travaille avec succès aux expériences de l'électricité. Elles y ont été faites avec autant d'intelligence que d'adresse, & l'on n'a épargné aucunes dépenses pour leurs progrès. Bien des gens s'en sont occupés, & les ont vues avec admiration : pendant que les uns recherchoient les causes des phénoménes surprenans dont ils étoient frapés, d'autres demandoient à quoi cela feroit bon ; & je ne penfai pas que leur inquiétude put être prife en mauvaife part : car tels font les hommes ; ils fouhaitent toujours avec empreffement, de tourner toutes chofes à leur profit. Je prévis bien que ces travaux ne feroient pas de pure curiofité, & que par l'application des phyficiens & fur-tout de ceux qui font voués à l'art de guérir, on en tireroit quelques jours de grands avantages ; c'eft d'après cette idée que je crus devoir m'appliquer avec ardeur à l'étude de cette matiére, chercher à ramener les expériences aux raifonnemens, & prédire dans un écrit intitulé, *l'Homme électrique*, ce qu'il pourroit en réfulter d'utile pour quelques malades. Le nombre d'années qui fe font écoulées, & les découvertes finguliéres dont on a enrichi la Phy-

fique à ce fujet, ne m'ont pas fait
changer d'opinion. Plufieurs perfonnes l'ont embraffée, & je me fçais
très-bon gré d'avoir prononcé déci-
fivement, que fi l'électricité devoit
être un fecours pour les différentes
parties du corps, foit folides, foit
fluides, ce feroit fur-tout aux fubftances nerveufes & tendineufes, &
aux parties les plus fubtiles & fpi-
ritueufes, affectées contre l'ordre
naturel, qu'elle feroit profitable.
Auffi a-t-on fait mention de mon
Ouvrage dans les diverfes Obfervations qu'on a publiées depuis ces
dernieres années, fur les expériences
électriques. Je paffe à deffein fous
filence celles qu'on a faites nouvellement & qui font dignes d'admiration, dont l'objet eft d'attirer la matiére du tonnerre en tems d'orage.
Je me reftreins à ce qui eft du ref-
fort de la Médecine.

Il y a à peine un mois que les nouvelles publiques ont annoncé les divers succès de l'application de l'électricité fur le corps humain. Il ne feroit pas honorable à la ville de Léipfick, de montrer moins d'empreffement que les Etrangers, à déterminer ce qu'on peut attendre de ce moyen dans le traitement des maladies : elle qui a donné tant de marques de fon zéle à répéter les expériences les plus curieufes , & qui leur a même donné de la célébrité. Cela eft d'autant plus néceffaire, qu'il feroit moins convenable de recevoir avec un aveugle applaudiffement , & fur la foi d'autrui toutes les Obfervations qu'on publie , que de tâcher de parvenir à la connoiffance de la vérité par fes propres recherches. Il y a en effet des écrivains , qui pour exciter l'admiration , ne craignent pas d'exagérer toutes les circonſtances de la maladie ; des perſonnes, de l'effet des ſecours, &c. Tel eſt l'exemple d'un paraly-tique, dont il été parlé dans les pa-piers publics, qu'on dit avoir été réduit à une ſi grande extrémité, qu'il pût à peine, pendant tout un mois, avaler quelques gouttes de fluide.

Je fis arranger promptement une machine, capable de porter les ex-périences à la plus grande perfection, & ſur-tout d'abréger beaucoup le tems, qui m'eſt très-précieux par rapport à mes grandes occupations. Toutes les machines que j'ai vues ont beſoin d'être tournées cent & deux cent fois, pour donner la vertu électrique au point que l'expérience de Muſchenbroeck le requiert; vingt tours de la mienne ſuffiſent pour cet effet. Tous les connoiſſeurs convien-dront que la force de l'électricité

dépend effentiellement de deux con-
ditions : la premiere que le frotement du globe de verre fur le couffi-
net ou dans la paume des mains, foit
auffi confidérable qu'il eft poffible,
eu égard à la grandeur de la machine, & au diamétre de la roue.
Ceux qui penfent différemment, &
j'en ai trouvé beaucoup, fe trom-
pent & parlent contre les faits. La
feconde condition eft que la vertu
électrique, parcoure un très-long
efpace autant que cela fe peut. On
fe fert ordinairement de chaînettes
de fer, foutenues par des liens de
foie, attachés au plancher ou aux
parties faillantes des parois de la
chambre, & ces chaînettes y font
plufieurs contours. Dans cette même
vue j'ai prodigieufement étendu
l'efpace que doit fuivre la matiére
électrique, en faifant un grand nombre de circonvolutions avec du fil

l'efpace

de fer dans les différens anneaux de la chaîne. Par ce moyen j'ai rendu l'action de l'électricité fi prompte, qu'ayant à peine faifi la manivelle & fait faire à la roue un quart du cercle qu'elle doit parcourir, dans un feul tour on voit déja fortir des étincelles ; & fi après avoir tourné la roue à l'ordinaire, on tire des étincelles, elles fortent avec un bruit aigu, & font fur les doigts & fur la main, une impreffion qui s'étend doucement jufqu'aux bras. C'eft avec cette machine que j'ai répété fréquemment l'expérience de M. Mufchenbroeck, la feule qu'on ait appliquée jufqu'ici au corps humain. On avoit bien obfervé que les étincelles qui fortent d'un fimple tube électrifé, excitoient fur les parties du corps une efpéce de picotement. Mais avec la machine que je viens de décrire, leur action eft fi forte, que la partie qui l'é-

prouve fix ou dix fois, eft marquée
d'une tâche rouge qui paroit comme
une légére échymofe ; de façon qu'en
continuant l'opération, on peut irriter les houpes nerveufes de la peau,
exciter une commotion dans le fang
même, & l'attirer à la circonférence
du corps. On n'a pas cru que l'électricité put agir différemment fur le fang,
ni caufer aucune altération aux parties principales. Je penfe qu'on peut
s'en promettre de plus grands effets,
fi la perfonne eft monté fur un ga-
teau de réfine, ou qu'elle foit fur un
banc foutenu par des liens de foye,
& qu'on continue à l'électrifer plufieurs fois par jour, pendant un tems
fuffifant. Je ne crois pas m'éloigner
de la vérité en difant que l'impa-
tience a empêché de faire à ce fujet
toutes les découvertes qu'on auroit
pu. C'eft un objet qu'il faut examiner dans la fuite avec plus de

ſoin. Cette propriété qu'a tout le corps, ou ſimplement ſa ſurface, de jetter des étincelles au moindre con-tact, apprend aſſez combien l'électri-cité opére de changemens dans le corps, quoique cela ne paroiſſe pas d'abord. C'eſt ce que je me propoſe d'examiner de plus en plus. J'ai ré-pété très-fréquemment ces expé-riences; & je conjecture qu'en atti-rant des étincelles, on détermine le ſang vers la ſurface du corps, on re-lâche les conſtrictions ſpaſmodiques de la peau, ce qui eſt le cas le plus ur-gent dans la plupart des maladies chroniques, & qu'en deſobſtruant les nerfs cutanés on procure une tranſpi-ration plus libre. J'ai obſervé, à moins que tout ne concourre à me trom-per, qu'en continuant l'action éle-ctrique, les veines qui ſe diſtribuent ſur le dos de la main ſont plus gon-flées & plus apparentes. Il eſt ab-

folument inutile de rapporter ici le
procédé de l'expérience de Léyde,
dont j'ai parlé d'abord, & que plufieurs ont préférée à toutes les autres
par rapport à la très-forte commotion
qu'elle donne. Il n'y a perfonne, tant
foit peu au fait des démonftrations
électriques, qui l'ignore; on a expliqué
fa maniére d'agir, & donné la raifon
pour laquelle elle excite de fi grands
mouvemens dans les partiesdu corps,
Je ne parlerai point non plus de la
fituation du fujet & de celle des diverfes parties que l'on veut électrifer : la raifon dicte ces chofes ; d'ailleurs on eft parvenu au point de déterminer plus directement l'électricité fur la partie malade, fans caufer,
comme on faifoit autrefois des fecouffes aux parties faines. C'eft pour
y réuffir qu'on a attaché les phioles
néceffaires à des chaînettes, & que
ces phioles peuvent être pofées avec

la plus grande précifion fur la partie affectée, ou être tenues dans la main, ou enveloppées par les pieds. Le malade peut tirer l'étincelle & fe donner lui - même une commotion affez forte. J'ai fait conftruire un tube de fer blanc long d'une aune, & d'un pouce de diamétre, dont une extrémité va en pointe fe ter-miner par un petit bouton; l'autre bout répond à un plus grand tube qui touche au globe de verre, & par ce moyen toute la vertu électrique eft dirigée exactement fur l'endroit qu'on juge à propos. Mais comme ces chofes font connues, je paffe à ce qui concerne particulierement l'électricité médicale.

Ceux qui jouiffent d'une bonne fanté & qui ont le genre nerveux fenfible & foible fouffrent, avec une forte d'inquiétude, l'ébranlement qui fe fait fentir, comme un coup de foudre, dans l'un ou dans les deux bras , & fur-tout vers l'olécrane, à caufe des tendons qui s'y réuniffent. Cette fecouffe momentanée laiffe un peu de foibleffe aux parties ; mais elle fe diffippe au bout de quelques heures. Les parties au contraire qui en ont été le plus fortement frapées, fupportent enfuite, fans aucune in-commodité, des commotions répé-tées & plus violentes. Cette fenfa-tion n'a pas lieu à l'égard de tous ceux qu'on électrife ; il arrive quel-quefois, quoique rarement à la vé-rité, que le tronc reçoit toute la percuffion ; fans qu'on reffente le moindre mouvement ni dans la main ou dans la partie à laquelle le tube eft appliqué , ni dans la main qui porte la phiole , ou dans la partie fur laquelle elle porte, foutenue par des chaînettes , ou par des liens. J'ai deux exemples circonftanciés de ce phénoméne qui paroit à peine une fois fur trente perfonnes qu'on électrife. L'un de ces exemples a pour fujet un feptuagénaire, & l'autre un jeune homme de 15 ans. On pourroit conjecturer que cela venoit d'une diftribution de nerfs, qui par un jeu de la nature, n'étoient point dans l'ordre ordinaire ; leurs rameaux n'ayant pas dans ces perfonnes, la même connexion que dans d'autres. Je laiffe la liberté d'une explication plus fatisfaifante à ceux qui préfumeront pouvoir la donner. Il paroit affez que l'opération de la vertu électrique communiquée fuivant mon procédé, fera bien différente de celle que j'avois pratiquée auparavant, & dont l'expérience n'a point fait voir l'utilité. On pourra, fuivant diverfes intentions, & pour remplir différentes indications médicales, avoir l'électricité tempérée ou plus

forte, & la rendre même très-confi-
dérable. Il me reste à exposer les
expériences que j'ai faites dans l'efpace d'un an à ce sujet. Il seroit
très-long & superflu de rapporter
toutes celles que d'autres ont tentées
dans diverses maladies; & il faut
remarquer qu'il y a des gens d'assez
mauvaise humeur pour ne pas faire
l'aveu sincere de ce qu'ils ont senti :
plusieurs mêmes pour la récom-
pense de mes peines & de mes soins
ont poussé l'ingratitude au point de
me déguiser la vérité, que je n'ai sçue
que par la suite & par occasion
lorsqu'ils desiroient que je réitéras-
se sur eux mes expériences. Les ré-
fléxions que j'ai faites sur les causes
de cette malhonnêteté ne m'ont laissé
appercevoir de la part de ces personnes, que la crainte d'être obligées à
un honoraire que je n'ai jamais recherché, ne m'étant porté à administrer

ce fecours que dans le deffein d'être
utile à l'art , & d'avoir le plaifir
de foulager ceux qui en avoient
befoin.

Un jeune homme de 18 ans, d'une
conftitution phlegmatique , avoit été
attaqué depuis deux ans , au mois de
Janvier , d'une Hémiplégie du côté
gauche , avec perte de la voix. Il ne
pouvoit pas fe tenir fur fes pieds ,
& encore moins faire le moindre
pas. Après l'ufage des remedes convenables , il commença à balbutier.
Au commencement de l'été , fa mere
le fit tranfporter à Lauchftad pour y
prendre les bains. Il n'en tira d'autre
foulagement que de recouvrer prefqu'entiérement la force du pied
droit. Les doigts refterent dans une
flexion involontaire , au point qu'il
ne pouvoit fe chauffer lui-même : Il
falloit qu'une perfonne lui étendît
ces doigts , pour les faire entrer avec

le pied dans le foulier. Le bras étoit
toujours privé de mouvement, la
main étoit froide, & les doigts très-
fortement contractés ; & quand il
les avoit étendu avec le fecours de
fon autre main, dès qu'ils étoient
abandonnés, ils fe remettoient avec
force dans leur premier état. Les
mouvemens de la langue n'avoient
pas acquis plus de liberté. Preffé par
la mere de ce jeune homme, pour lui
adminiftrer l'électricité, dont on
vantoit les merveilles, j'excitai le
premier jour quelques commotions
dans la main avant midi : j'en fis
autant l'après-midi ; & après le premier coup qui fut affez fort, & qui
porta fur la main & fur tout le bras,
je lui commandai férieufement d'é-
tendre les doigts, & il les étendit.
Je répétai l'expérience, & le ren-
voyai pour cette fois en lui confeil-
lant l'ufage d'un gant fourré pour

réchauffer la main , & de mettre obstacle à la flexion involontaire des doigts par de petites éclisses maintenues avec un bandage convenable. Au bout de quelques jours le malade vint me voir, il remuoit plus librement le bras, la parole étoit plus aisée ; & il nous dit qu'il pouvoit se chauffer sans le secours d'un aide. La commotion électrique, une ou deux fois la semaine, le rétablit au point qu'il ne se plaint plus que de n'avoir pas dans les doigts assez d'agilité pour jouer du violon comme ci-devant ; agilité qu'il recouvrera , à ce que j'éspere , par le fréquent usage de la main & des doigts.

Tandis que je m'occupois de ces expériences, dans le temps de la foire, un Forgeron & un Cordonnier , étrangers , vinrent me consulter. Ils avoient l'un & l'autre le bras droit paralytiques , à la suite d'une

Hémiplégie. Je les électrifai avec ma machine. La premiere commotion fe fit fentir à la région du carpe ; la feconde fut plus forte & s'étendit jufqu'au coude ; la troifiéme & les fuivantes agirent fur tout le corps en y produifant un fentiment de chaleur, & un commencement de mouvement. J'ai obfervé ce progrès fucceffif de la fenfation après la percuffion électrique, fur plufieurs paralytiques & entr'autres fur une femme de cinquante & quelques années qui depuis douze ans avoit une impuiffance paralytique du bras & de la jambe gauche, & la face contournée; elle reçut, contre toute apparence, quelque foulagement de l'électricité, au point qu'en continuant de l'électrifer, elle étoit parvenue à fouffrir quelquefois de violentes douleurs, pendant la nuit dans le bras paralytique, & il eft à croire que cette cure auroit donné quelques efpérances, fans des affaires domeftiques & des peines d'efprit qui la chagrinoient fort , & dont fon mari étoit la caufe.

Un vieillard , agé de près de 80 ans, vivant dans l'oifiveté & dans la bonne chere, adonné au vin, fut attaqué d'un rhumatifme très-douloureux qui le privoit abfolument de l'action du bras droit. Il ne fentit d'abord qu'une légere commotion : en continuant de lui en donner, il remarqua qu'elles devenoient plus fortes par degrés ; & quoiqu'il eût fouffert confidérablement dans la nuît fuivante, il fe fit électrifer le lendemain, dont il tira un très grand foulagement.

Un homme de 40 ans avoit la goutte avec une tumeur au carpe, où étoit le fiege de la douleur. Il fut guéri dans l'efpace d'une fe maine , par deux commotions.

Lorfque j'appris qu'on avoit tenté
avec fuccès l'électricité pour la guérifon de la goutte fereine , je demeu-
rai dans le doute , connoiffant la
ftructure très-délicate de l'œil , par
le très grand nombre de nerfs qui lui
viennent du cerveau. Je ne voulus cependant pas négliger l'occafion de faire des expériences fur ce cas avec
toute la circonfpection qu'il me parut mériter. Un fondeur de caractères
fe plaignit à moi d'une grande foibleffe de la vue & principalement
du côté gauche. L'œil étoit mena-
cé prochainement de la formation
d'une cataracte. L'examen attentif
me fit voir que la pupille étant fort
dilatée & fans mouvement, il y
auroit plutôt une goutte fereine.
Cet homme defiroit d'être fecouru
par l'électricité. Je difpofai à cet effet
toutes chofes, & je lui appliquai

la vertu électrique à un degrè mo-
déré mais suffisant. Les mauvais yeux
la soutiennent mieux que ceux qui
sont en bon état. Je dirigeai la matiere électrique, l'œil étant bien
fermé, précisément sur le trou sus-
orbitaire, par lequel le nerf ophthal-
mique de Willis se distribue aux paupieres & aux parties circonvoisines ;
& quelquefois en faisant tourner la
face à cet homme, je déterminai
l'électricité à la partie inférieure de
la région temporale, proche l'angle de l'œil. Après un quart d'heure
de cette opération, j'ouvris les paupieres, à travers lesquelles j'avois
fait auparavant une legere friction
sur l'œil. J'apperçus que l'iris avoit
une certaine mobilité, & que le malade voyoit mieux. Au bout de quelques jours, les mêmes tentatives
donnerent des résultats plus satisfai-
sants ; le malade m'assura avec joie,

qu'il avoit recouvré la vûe, & me pria de lui continuer encore quelquefois le même fecours, ce que je lui accordai volontiers.

Un jeune homme de 18 ans, depuis l'age de fix, qu'il avoit eu la petite vérole, fe plaignoit d'une vûe très-foible. Les pupilles fe dilaterent au point qu'il ne voyoit plus de l'œil gauche, & à peine du droit. On me pria de l'électrifer, & le premier effay a été fi favorable, que je compte le guérir, avec l'aide de Dieu, en continuant de l'électrifer de temps à autre, à des diftances, telles qu'il convient d'en mettre dans des cas de cette nature ; ce qu'il eft fort à propos de recommander.

J'ai reconnu par plufieurs exemples que je paffe fous filence, que l'électricité opere de plus grands effets pour la goutte fereine que dans

toute

toute autre affection Paralytique du corps. On en trouve la raison par les connoissances anatomiques, qui nousapprennentqu'il y a un très-grand nombre de nerfs dans la composition des membranes de l'œil, qu'ils leurs donnent un sentiment & un mouvement très - exquis, qu'ils ont une grande connexion avec les couches des nerfs optiques, & qu'ils sont très voisins *du sensorium* commun, avec lequel ils communiquent. La matiere æthérée qui est d'une subtilité & d'une mobilité extrême pénetre rapidement dans tous ces nerfs & dans la rétine, où elle excite des secousses assez vives, lesquelles servent efficacement à la pression & à la propulsion du fluide nerveux.

Tome I.   Aa

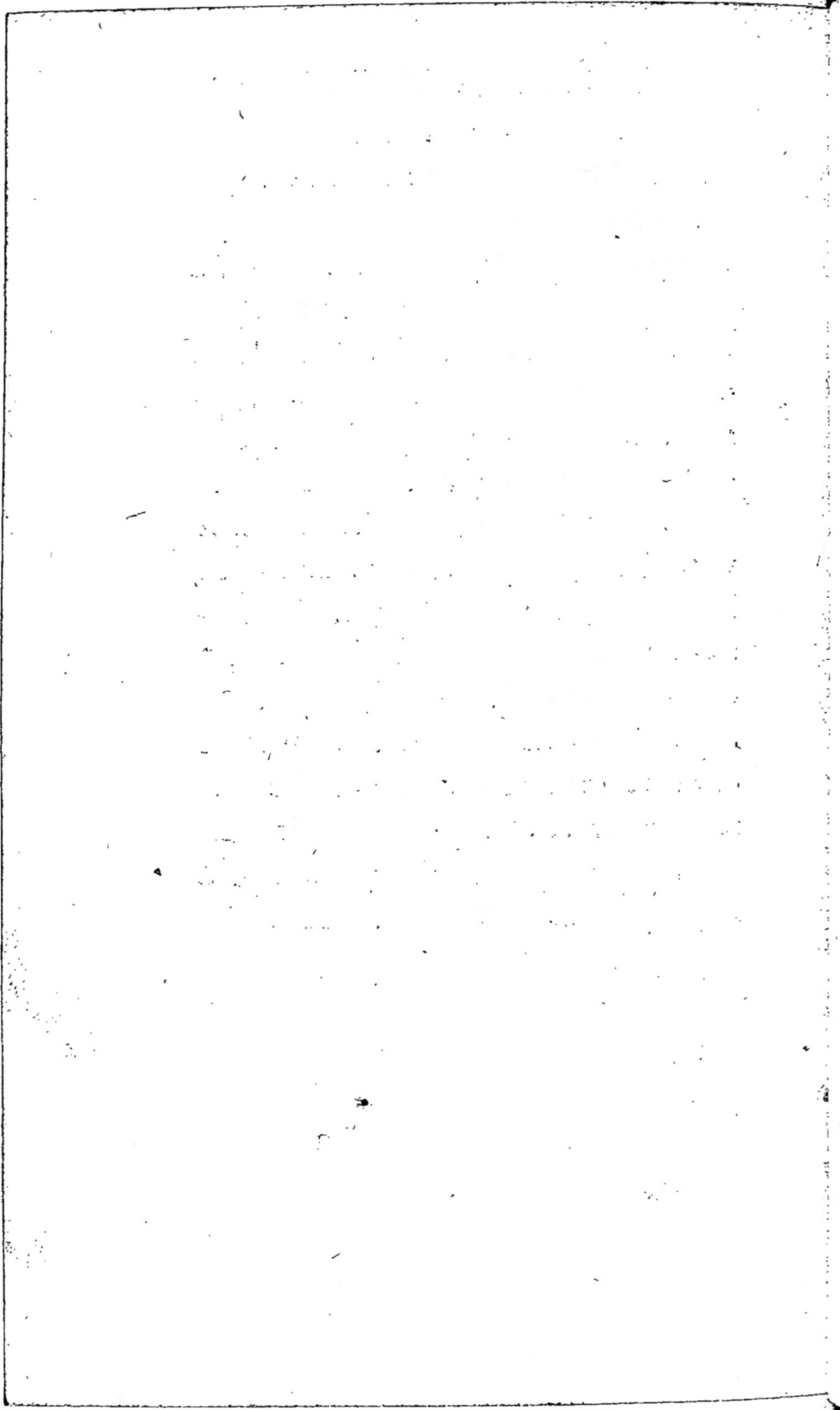

THÉSES
SUR LA MEDECINE
ÉLECTRIQUE

Soutenues à Upsal, le 12 Octobre 1754,
sous la présidence de M. LINNÆUS,
par M. PIERRE ZETZELL.

THÉSES

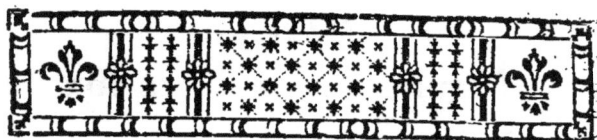

SUR LA MEDECINE
ÉLECTRIQUE.

Erſonne n'ignore que M.
Pivati, Juriſconſulte de
Veniſe, a le premier fait
des épreuves pour guérir
des maladies par l'électricité. Elles
ont excité la plus grande admiration
par leur ſuccès. Cet Auteur célèbre
nous a appris en 1747 & 1749, qu'il
avoit ſoulagé des malades attaqués
de goutte, d'humeur arthritique, de
paralyſie & d'autres maladies ſemblables, en les électriſant avec un tube de
verre enduit de ſubſtances balſami-
ques. Mais ce qui paroîtra extrême-

ment singulier & inouï, ce sont les exemples qu'il rapporte de flux de ventre, de sueurs & de salivations, excitées en determinant par la vertu électrique les émanations de divers médicamens. M. Verati a confirmé, & a même perfectionné par de nouvelles expériences cette vertu merveilleuse de l'électricité; ce qui a fait naître dans l'esprit de tout le monde, le desir d'éprouver cette nouvelle médecine. On a vu les Physiciens les plus distingués de l'Europe, occupés de ces expériences; mais ils n'ont pas tous également réussi. M. Jallabert a guéri par l'électricité un bras paralytique. L'illustre M. Sauvage l'hemiplégie, le rhumatisme & la douleur sciatique; M. Bianchi, des paralysies & des rhumatismes. D'autres n'ont pas tiré les mêmes avantages de ce secours; on dit de plus qu'il a produit de mauvais effets. De-là eft née une telle variété d'opinions & de dif-cours, qu'on ne fçait plus à quoi s'en-tenir, ni que ftatuer fur cette nou-veauté.

La medecine électrique fe préfen-toit fous cet afpect, il y a plus de trois ans, lorfque M. Stromer, céle-bre Profeffeur d'Aftronomie, entre-prit de faire parmi nous quelques expériences de ce genre. Elles laif-ferent entre-voir quelques fuccès, ce qui détermina M. Rofen, Mede-cin du Roi, & M. Stromer, de me charger de faire de nouveaux exa-mens fur cette matiere. Depuis deux ans j'ai électrifé journellement des malades dans l'hopital d'Upfal. C'eft le réfultat de mes expériences que je publie, laiffant les details pour les éphémérides d'Upfal.

GOUTTE SEREINE.

On a tiré en vain des étincelles des environs des yeux à deux malades, & on leur a donné la commotion sans succès. Il paroît qu'on ne peut guére espérer de l'électricité dans cette maladie.

LE MAL ARTHRITIQUE.

Des douleurs articulaires ont été dissipées par les étincelles électriques ; mais on a vu avec peine que la matiere arthritique en étoit répercutée, & faisoit naître d'autres maux dans l'intérieur du corps. Nous avons eu lieu d'observer très-souvent des douleurs passageres à la tête, le vertige, des nausées, & des tranchées, dans l'usage de l'électricité : & ces incommodités cesser, lorsque

que l'humeur fe reportoit fur les articulations. On a vu des gens qui
pendant le traitement électrique ont
éprouvé la néceffité d'uriner fouvent ; d'autres ont eu des fueurs
nocturnes très-abondantes , ce qui
nous portoit affez à croire qu'avec
du temps & un fréquent ufage de
l'électricité , on pourroit dompter un
mal auffi opiniâtre : mais nous avons
obfervé avec chagrin qu'il revenoit
au bout de quelque temps , & que
les malades étoient attaqués des mêmes fymptomes. De-là il femble évi-
dent que la matiere arthritique a élu-
dé l'action de l'électricité.

MAL DE TETE ET MIGRAINE.

Dans cette maladie chronique
qui tire fon origine d'une humeur
catarrhale ou rhumatifante, la douleur a reçu quelque adouciffement

Tome I.   B b

& a été diffipée en partie, après avoir tiré des étincelles : mais lorfqu'on avoit laiffé les expériences, la douleur revenoit avec autant de violence qu'auparavant. Pour parer à cet inconvénient, nous avons fait prendre aux malades, pendant l'ufage de l'électricité, des remedes internes, tels qu'une tifanne propre à mondifier le fang, ou l'électuaire purifiant de M. Rofen, Medecin du roi, & nous avons éprouvé par cette méthode des effets plus conftans de l'électricité, comme remede extérieur réfolutif.

CONTRACTION DES MEMBRES.

L'électricité a été utile à quelques perfonnes attaquées de cette maladie : il eft convenable d'en faire des épreuves dans ce cas. Nous avons vu un homme qui depuis plufieurs années étoit privé de l'ufage de fes

membres par une humeur catarrhale, & qui a été mis fur pied par l'é-
lectricité ; & plufieurs qui pouvoient
fe promener en s'appuyant fur un
bâton. J'ai vu avec admiration un
homme dont le genou étoit fléchi
contre l'ordre naturel depuis cinq
ans par une affection rhumatifmale,
& qui a pu l'étendre de quatre travers de doigts, après avoir reçu
deux commotions électriques. Il eft
effentiel de bien obferver dans la
mauvaife difpofition des articles,
quels font les mouvemens qui man-
quent, & quels mufcles font attaqués. Ce font eux dont il faut tirer
des étincelles, pour les mettre en
jeu, & ne pas donner la commotion
de Mufchenbroeck ; il faut de plus
éviter avec attention, les mufcles
antagoniftes dont l'action prévaut.
Il eft plutôt convenable d'expofer
ceux-ci journellement pendant quel-

ques heures à la vapeur de l'eau tie-
de; & dans l'intervalle, de les couvrir
de flanelle imbibée de quelque on-
guent ou de quelque huile de vertu
émolliente ; & de les entretenir dans
le degré de chaleur néceſſaire avec
des veſſies ou des briques. Il faut en
outre obſerver , en commençant la
cure de ces maladies, qui ſont du genre rhumatiſant ou arthritique , de
faire boire abondamment aux malades des boiſſons convenables à leur
état , & que les vaiſſeaux en ſoient
remplis , de crainte que la matiere
morbifique miſe en mouvement ,
n'aille ſe jetter ſur des parties nobles.

SURDITÉ ET CORYSA.

Les etincelles electriques portées
dans le conduit auditif avec une
verge de fer , enduite de matiere
electrique par elle-même , fondent

les concrétions cérumineufes & le pus qui y croupit. Elles font la coction de l'humeur qui par métaftafe a produit la furdité dans les fièvres. Le fecours de l'électricité a été nul dans la furdité venue naturellement par fluxion catarrhale, & par l'impreffion de l'air humide, de même que dans le coryfa.

EPILEPSIE.

L'électricité, n'irrite ni ne détruit l'epilepfie héréditaire, non plus que celle qu'une peur auroit caufée.

FURONCLE.

Les étincelles électriques en hâtent la fuppuration.

GANGLION.

Trois experiences ont démontré

la vertu réfolutive de l'électricité dans des tumeurs de ce genre.

PASSION HYSTERIQUE.

C'eft en vain que les femmes qui en font attaquées cherchent un re-mède dans les étincelles électriques.

SCIATIQUE.

Les uns fe font apperçu pendant l'ufage de l'électricité, d'une dimi-nution de douleur, qui s'eft renou-vellée depuis. D'autres n'en ont éprouvé aucun bien. Aux uns les pre-mieres tentatives parurent falutaires, mais au bout de quelques jours la maladie a changé de fiége, & s'eft portée fur les inteftins où elle a caufé des tranchées continuelles très-dou-loureufes. Ainfi de quelque façon que les chofes fe paffent, c'eft toujours la maladie qui triomphe.

MAL DE DENTS.

J'ai électrifé un grand nombre de perfonnes , & même des femmes groffes qui fe plaignoient du mal de dents par caufes arthritique & fcorbutique , par fluxion , & par carie. La plupart ont reçu du foulagement , ordinairement peu durable : en réitérant l'ufage de l'électricité la douleur eft revenue moindre. Il faut dans cette électrifation , conduire la matiere électrique fans difcontinuation fur la dent malade , & foutenir avec égalité le tremblement qu'elle y excite , jufqu'à la ceffation parfaite de la douleur.

CONSTIPATION.

Nous avons répété fort fouvent

les expériences d'Italie ; avec les
remédes purgatifs, tels que le jalap,
la fcammonée & la rhubarbe ; &
nous y avons conftamment perdu
notre temps & nos peines.

PARALYSIE.

La commotion de Léide n'a produit aucun effet dans l'hémiplégie
ni dans la paralyfie. Les étincelles
tirées fur les mufcles paralytiques
n'ont donné aucun foulagement.
Nous avons feulement vu quelquefois aux parties paralyfées, de petits
efpaces fi fenfibles, qu'à peine l'action des étincelles y étoit fuppor-
table. Nous nous fommes finguliere-
ment attachés à enflammer ces endroits, & nous avons vu par ce
moyen un bourgeois d'Upfal radi-
calement guéri d'une paralyfie de la
main. Il faut donc fufpendre fon

jugement fur la cure de la paralyfie par l'électricité, jufqu'à ce qu'on ait eu occafion de répéter cette nouvelle expérience.

FIEVRE QUARTE.

On ne peut rien conclure de certain du peu d'expériences que nous avons faites. Nous avons obfervé fur deux perfonnes que les accès étoient devenus moins vifs , & moins longs , & une feule a été guérie.

FIEVRE QUOTIDIENNE.

Nous avons foumis à l'électricité, deux perfonnes dans cette maladie : on leur a excité des picottemens fur toute l'habitude du corps avec les étincelles électriques. La fiévre a difparue pour un tems dans l'un, &

dans l'autre , elle s'eft changée en
tierce. L'électricité n'eft donc encore
contre les fiévres intermittentes ,
qu'un remede douteux, & qui n'a pas
été affez éprouvé.

RHUMATISME.

On peut rapporter ici ce qui a été
dit de la fciatique. Nous finirons par
les remarques fuivantes.

1°. La commotion électrique ne
doit point être employée contre les
fiévres intermittentes.

2°. On eft rarement foulagé de
l'électricité dans les maladies rhu-
matifmales , arthritiques & paralytiques , fans qu'il y ait des fignes du
reflux de la matiere.

3°. Il y a une grande reffemblance
entre ces dernieres maladies. Nous
avons vu un rhumatifme, accompagné de furdité , de tremblement

& de difficulté dans les mouvemens
du même côté ; & une hémiplégie
dans laquelle les étincelles électriques
excitoient de côté & d'autre une
grande douleur. Le malade ayant
été foulagé de la paralyfie du bras,
fut attaqué d'ophthalmie, & l'inflammation des yeux ayant été repercu-
tée par des remedes froids, le bras reprit fa premiere foibleffe.

4°. J'ai vu une fois tirer des étincelles des doigts annulaire & auriculaire paralyfés, fans aucun fuccès.

5°. L'appétit augmente & le
ventre devient pareffeux à ceux
en qui on continue l'ufage de l'électricité. Cela vient fans doute de ce
qu'elle augmente la tranfpiration.

6°. L'excrétion de la falive eft
plus abondante après qu'on a tiré des
étincelles fur les glandes parotides,
& des parties internes de la bouche,

particulierement de la langue.

7°. Si dans la douleur de dents, on tire des étincelles du fil métallique qui touche dans l'oreille aux nerfs de la portion dure de la septiéme paire ; à chaque aigrette de feu , les malades se plaignent d'une douleur pongitive très-aigue dans la dent malade ; ce dont nous avons deux exemples.

8°. On tue les serpens par la commotion électrique , & leur corps devient extraordinairement roide , après avoir reçu le coup mortel.

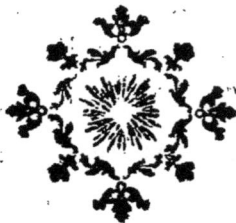

RÉFLEXIONS

SUR LES DIFFÉRENS SUCCÈS

DES TENTATIVES

DE L'ÉLECTRICITÉ

Pour la guérifon des Maladies.

Par M. ***.

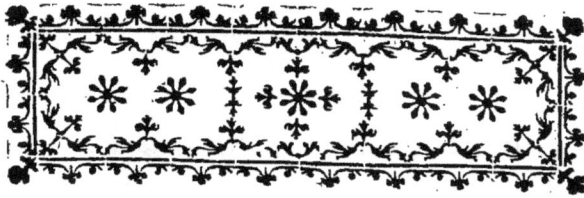

RÉFLEXIONS

SUR LES DIFFÉRENS SUCCÈS

DES TENTATIVES

DE L'ÉLECTRICITÉ.

Maximè Sapientis eſt veritatem ab opinione
ſejungere. Cicero.

Es choſes ſont ſouvent
autres qu'elles ne pa-
roiſſent à l'opinion & à
l'idée qu'on s'en forme ;
c'eſt une réflexion philoſophique
du R. P. Rapin, qui a bien ſon application dans l'examen qu'on feroit
des différentes cures opérées, ſuivant l'aſſertion de perſonnes dignes
de foi, par le ſecours de l'électricité ;

& dont on peut douter d'après l'autorité de gens non moins capables
d'en juger , & qui n'ont aucune
confiance à ce moyen donné comme
curatif. Nous avons remarqué dans
la préface de ce recueil jufqu'où l'on
avoit porté la prévention , en ima-
ginant qu'avec l'electricité on évite-
roit aux malades les dégouts des différens remédes qui leur font propres ,
& qu'on rempliroit toutes les indications que la médecine peut propofer
dans le traitement des maladies , en
introduifant dans le corps les parties
les plus actives des médicamens par
l'électricité, qui en feroit le véhicule:
l'expérience a bientôt défabufé des
efpérances trompeufes qu'on en avoit
conçues & que l'on difoit fondées
fur l'expérience. Nous avons donné
le pour & le contre fur cette matiere , en mettant fous les yeux des
curieux les differtations contra-
dictoires

dictoires qui ont paru fur cet objet.

Il n'en eſt pas de même des expériences tentées fur des paralytiques; les fuffrages fe réuniſſent aſſez à cet égard, & ceux même dont les épreuves ont eu le moins de fuccès s'accordent à dire du bien, & à eſpérer quelque choſe de l'électricité.

La premiere cure en ce genre, & celle qui a excité l'émulation, eſt due aux foins de M. Jallabert. Ce Sçavant n'eſt ni Médecin ni Chirurgien. Profeſſeur en philoſophie expérimentale & en mathématiques à Genève, il ne crut pas que des obſervations fur l'œconomie animale fuſſent hors de fon domaine. Il s'aſſocia M. Guyot, Chirurgien célébre, aſſocié étranger de l'Académie Royale de Chirurgie de Paris, fous les yeux de qui il a électrifé au mois de Décembre 1747, le nommé Noguès, Maître Serrurier. On lit cette

Tome I.   C c

hiſtoire très-détaillée, dans ce Recueil, pag. 197, tom. 1.

L'ouvrage de M. Jallabert tomba
entre les mains du ſieur Rigaudier,
Maître Chaudronnier à Montpellier.
Cet homme né avec un gout naturel
pour la méchanique, entreprit par
l'électricité la cure d'un paralytique,
en préſence de deux Chirurgiens.
Le ſuccès ſurprit tous ceux qui en
eurent connoiſſance ; le malade
mourut de phthiſie, & M. de Sauvages qui avoit été engagé à le voir
à la ſeptiéme électriſation, eſſaya ſur
deux autres paralytiques les effets
de l'électricité ; il a donné le détail
de ſes expériences & de leurs réſul-
tats, dans une lettre qu'on lit à la
pag. 177 du premier volume de ce
Recueil. On y voit principalement
le prompt effet de ce ſecours contre
les engelures & les enflures œdé-
mateuſes des jambes. Les gens de

l'art qui ont éprouvé avec quelles difficultés on guérit les tumeurs écrouelleufes n'adopteront pas légérement ce qu'on promet des bons effets de l'électricité fur les tumeurs de ce caractere ; & ceux qui ont réfléchi fur les caufes & le méchanifme de la fuppuration, ne prendront pas à la lettre ce qu'on dit d'un étudiant en médecine, qui s'étant faît tirer quelques étincelles d'un bouton rouge qu'il avoit à la main, vit le bouton s'enfler fenfiblement & fe difpofer *évidemment* à une *prompte* fuppuration.

En propofant de foumettre des paralytiques aux expériences de l'électricité, on avoit eû pour objet d'effayer fi la commotion de Léide, ne feroit pas propre à ranimer le mouvement dans les parties où il eft éteint par la paralyfie. M. Louis de l'Académie Royale de Chirurgie,

fut un des premiers à fuivre cette
idée : les épreuves de la commotion
lui parurent pouvoir être plus dan-
gereufes que profitables : il n'envifa-
gea dans la commotion qu'une caufe
extérieure contondante , dont l'action fubite ne pouvoit être efficace
dans une maladie chronique. Son
effet mis en comparaifon avec les
moyens curatifs convenables à la
paralyfie , fuivant les diverfes indications que préfente cette maladie,
en différentes circonftances , ne lui
parut point favorable au prétendu
fecours ; & les animaux tués par
cette expérience lui donnerent de la
défiance fur fon action , quelque mo-
dification qu'on apportât aux effais
qu'on en feroit. L'écrit de M. Louis ,
eft le premier qui fut publié fur l'éle-
étricité médicale.

Les expériences faites à l'Hôtel
Royal des Invalides , fous la prote-

&ion de M. le Comte d'Argenſon , miniſtre très-favorable aux progrès des ſciences , n'ont pas rendu un témoignage ſatisfaiſant au gré des partiſans de l'électricité ; comme ſi dans la recherche des phénoménes de la nature , on ne gagnoit pas plus à dire que les tentatives qu'on a ſuivies ont été infructueuſes , qu'à aſſurer avoir vu des merveilles , ſur leſquelles des expériences répétées ne tardent pas à donner les démentis les plus mortifians. Les lumieres & la prudence des obſervateurs les garantiſſoient de ce piége tendu par un faux amour propre ; mais en avouant qu'ils n'avoient rien obtenu de leurs travaux , ils ſe ménagerent une voie de retour ſur le jugement qu'ils prononçoïent. On ne doit pas s'attendre , ſelon eux , à tirer de grands avantages de l'électricité ; mais l'on n'eſt pas en droit d'en conclure l'inutilité abfolue, parce qu'il n'y a peut-être qu'*une efpéce de paralyfie* qui puiffe en attendre quelque fecours ; ou peut-être ajoute-t-on, y a-t-il dans ces maladies quelque circonftance favorable, qu'on n'a point encore apperçue, & fans laquelle il n'y aura pas de fuccès.

Telle eft la conféquence d'un écrit (pag. 245 de ce Recueil) qui donne le réfultat des tentatives infructueufes faites à Paris par des gens éclairés. En rendant juftice à la vérité, ils ont voulu éviter jufqu'à un certain point, l'inconvénient d'être en contradiction avec ceux qui affurent n'avoir jamais effayé l'électricité fans fuccès : ils femblent adopter ces faits qui font fi peu d'accord avec leurs obfervations, & improuver expreffément l'ouvrage de celui qui a établi *à Priori*, le peu d'avantage & les dangers de l'électricité dans la paralyfie.

Cette difcuffion mérite qu'on s'arrête un moment à confidérer les chofes fous leur vrai point de vue. M. Louis n'a conclu affirmativement que contre la commotion , & elle femble être entierement abandonnée. Il a efpéré quelque chofe de l'électrifation , mais fi foiblement , qu'il peut fe ranger du parti des obfervateurs d'après lefquels nous parlons , & adopter leurs conféquences. Il a l'avantage d'avoir motivé fon avis , en examinant *à Priori* les caufes formelles de chaque efpéce de paralyfie ; c'eft par ces confidérations feules qu'on connoîtra quels défordres on a à réparer , & fi l'électricité pourra y réuffir , en fuppofant qu'on foit bien inftruit de fa maniere d'agir ; ce qui devient très-difficile , fi l'on confidere que l'effet d'une caufe quelconque dépend toujours des difpofitions relatives du fujet fur lequel elle

doit agir. Ainfi lorfqu'on fçauroit bien
pofitivement quelle eft l'action abfolue de l'électricité fur le corps humain,
il faudroit juger avec grande précifion, de ce que ce même moyen peut
opérer dans les différentes circonftances où l'on en feroit l'application.
L'électricité n'aura-t-elle point d'inconvénient dans les cas où elle ne feroit point avantageufe ; c'eft ce qu'il
faudroit réfoudre. Tatonnera-t-on en
Empyrique ; ce feroit marcher fans
guide? Perfonne ne peut raifonnable-
ment prefcrire la négligence des vues
directrices qui doivent être le flam-
beau de l'expérience. Ceux qui van-
tent exclufivement la philofophie expérimentale, cherchent la vérité *à
pofteriori*, & fe contentent d'être phi-
lofophes par les mains & par les
yeux. Cette voie a bien fes utilités ;
le fecours de ces organes fert beaucoup dans toutes les chofes de la vie ;

mais

mais les grands hommes de tous les tems & de tous les siécles, ont toujours regardé le témoignage des sens comme extrêmement trompeur. Ils n'ont décerné le titre honorable de Philosophe qu'à ceux qui ont connu la raison des rapports que les effets ont avec leurs causes ; & ils l'ont constamment refusé à ceux qui ne se sont occupés que de faits isolés, & de détails qui peuvent être l'objet de l'application utile des esprits ordinaires. Pourquoi ne seroit-il pas permis de penser de quelques Physiciens, ce que M. le Président de Montesquieu, disoit de la plupart des Législateurs. . . . . . . Ils ont donné dans les cas particuliers, ce qui marque un génie étroit, qui ne voit les choses que par parties, & n'embrasse rien d'une vue générale.

Ce n'est pas qu'on ne puisse don-

Tome I.   D d

ner dans de très-grands écarts en
voulant tout généraliser; & s'il est
permis de se restraindre dans les
bornes que l'examen des faits particuliers prescrit, c'est sur-tout à
l'égard de l'électricité : ses phénomènes physiques sont si merveilleux,
qu'il faut attendre que la nature ait été
consultée autant qu'elle peut l'être
par des gens en état de l'interroger
sçavamment; le tems seul peut donner aux différentes opinions la pré-
férence qu'elles méritent respecti-
vement; & ce n'est qu'après avoir
fait beaucoup d'Observations, qu'on
pourra sçavoir à quoi s'en tenir. Les
fausses hypothèses sont peut-être nécessaires pour découvrir le vrai sy-
stême de la nature.

L'Ecole de Médecine de Montpellier a donné sur les guérisons
électriques des preuves de la réputation distinguée dont elle jouit. A

peine le Chaudronnier de cette ville
a-t-il fait envifager, par fes pre-
mieres opérations, le fruit qu'on pouvoit tirer de l'électricité médicale,
qu'on multiplie les expériences ; M.
Le Nain, Intendant de Languedoc,
les favorife par fes liberalités ; M.
Deidè de Montblanc, Confeiller à
la Cour des Aides, fournit les lieux
convenables, & M. de Sauvages,
célébre Profeffeur de la Faculté de
Médecine, donne fes foins aux malades, & dirige par fon intelligence
l'application des nouveaux fecours.
Le détail des cures qu'il a opérées
par ce moyen, eft configné dans une
thèfe fur la vertu électrique, appliquée à la guérifon de l'Hémiplégie,
foutenue à Montpellier, le 24 Avril
1749. *De Hemiplegiâ per electricitatem
curandâ.* Cette thèfe que M. de Hal-
ler a jugée digne d'être inférée dans fa
collection de difputes fur la Méde-

cine pratique, a été traduite pour
notre recueil & est placée dans le
second tome à la page 285.

Les guérifons n'y font point données comme équivoques ; l'Auteur
ne s'est pas contenté du simple
récit des faits qui les atteftent, il
a liés ces faits à un fyftême théo-
rique fur le méchanifme du mouvement & de la fenfation. Il expofe
préliminairement fes conjectures fur
la maniere dont ces fonctions animales s'operent : il étaye fes raifonnemens de plufieurs expériences phyfiques & anatomiques, qui amenènt
la théorie de l'Hémiplegie. Cette confidération rendroit la thèfe fort inter-
reflante, indépendamment du fujet
principal. La privation du fentiment
& du mouvement a, fuivant l'Auteur,
pour caufe formelle, l'interruption
du cours du fluide nerveux, occafionné par la diminution de fa quan-

tité, ou par le retardement de fa
viteffe. L'épuifement du fluide nerveux eft un effet des évacuations
trop confidérables; & la lenteur du
fluide nerveux, eft annoncée par les
efforts trop médiocres de la puiffan-
ce motrice. La pareffe & le fommeil
peuvent eugourdir cette faculté au
point de lui ôter tout fentiment de
plaifir ou de douleur; dès-lors il
n'y a rien qui détermine à agir, quoique les forces ne foient point épui-
fées, ce qui fait ceffer totalement
l'action des mufcles. Après avoir dit
que les grandes paffions peuvent interrompre le mouvement mufcu-
laire, il cite plufieurs exemples où
l'on voit que les affections vives ont
déterminé le cours des efprits dans
les mufcles privés d'action depuis
long-temps. On examine comment
il peut y avoir de la part des nerfs
une réfiftance au cours du fluide

nerveux ; & l'on trouve que c'eſt par le vice de ce fluide même, ou par celui des filets nerveux. La lymphe nervale peut être trop viſqueuſe, par l'action de vapeurs minérales qui contiennent un acide vitriolique ; & c'eſt la raiſon pour laquelle les ouvriers des mines ſont ſi ſujets à la paralyſie. Le froid qui condenſe la lymphe, & les vices ſcrophuleux & rachitique, ſeront par l'épaiſſiſſement de la lymphe qui en eſt un effet, des cauſes paralytiques.

D'ailleurs les filets nerveux peuvent être relachés par une lymphe ſéreuſe qui les abbreuve. M. de Sauvages regarde les filets nerveux comme des fils électriſés par la nature. Il n'admet pas la diſtinction des nerfs en ſenſitifs & en moteurs, quoique l'anatomie & la phyſiologie ſe réuniſſent pour aſſurer la différence essentielle de ces organes tant dans leur structure que dans leurs fonctions. Pour expliquer la roideur & la courbure de certaines parties dans l'Hémiplégie, il distingue deux sortes de paralysies, l'une causée par le relâchement & l'autre par la rétraction. Mais ne pourroit-il pas y avoir dans ce cas deux affections tout à fait opposées dans le même membre : quelques muscles sont dans le relâchement qui est l'effet de la paralysie, & leurs antagonistes dans une contraction convulsive permanente, qu'on auroit grand tort de confondre avec la paralysie : alors il ne faudroit pas croire avec l'Auteur que la définition des Modernes est fausse, lorsqu'ils disent de la paralysie, que c'est une privation du sentiment & du mouvement avec relaxation des parties. On assure que les parties affectées de paralysie sont ordinaire-

D d iv

ment froides, par le défaut du fluide
électrique qui devroit couler dans
les nerfs : d'autres Obfervateurs ont
affuré que les parties paralyfées
avoient fouvent plus de chaleur
que les autres ; & ils en ont donné
de bonnes raifons. L'on a vu que
des membres paralytiques étoient
agités de mouvemens convulfifs dans
de fortes attaques d'épilepfie : de-là
on conclut que la paralyfie ne vient
pas d'une obftruction totale dans les
nerfs, mais de ce que le fluide nerveux manque de forces pour *circuler*
dans la partie.

D'après ces principes il ne paroît
pas qu'il y ait rien de mieux à faire
pour la guérifon de la paralyfie, que
d'augmenter la force du fluide nerveux pour lui faire vaincre la réfiftance que fes canaux lui oppofent ;
ou d'attaquer directement cette réfiftance par les moyens capables de la

diminuer. Ces deux points de vue généraux fourniffent l'occafion de faire
le récit des remedes prefcrits par les
Auteurs de Médecine pour guérir la
paralyfie, & que l'on adminiftre dans
l'intention de produire l'un des deux
effets defirés : les étincelles électriques
& les piquures qu'elles caufent, font
mifes ici au rang des moyens les plus
connus tels que l'application des
orties, les frictions, le fouet que les
Italiens appellent *Battitura*, les bains
chauds, les fumigations, &c. afin
d'exciter la faculté motrice. L'électrifation peut, fuivant la conclufion
qu'on tire de ces principes, guérir
ou foulager l'Hémiplégie qui a réfifté
aux remedes ordinaires, s'il eft clair
qu'elle a pour caufe une lymphe grof-
fiere & lente, jointe à l'atonie des
folides.

Pour concilier les fuffrages aux
nouveaux fecours, il falloit infirmer

le témoignage des Observateurs de Paris ; l'on ne manque pas de chercher une raison du mauvais succès de leurs expériences ; & cette raison devient tout à fait personnelle. Les Philosophes & les Chirurgiens de Paris , n'ont pas été aussi heureux , dit-on , « par la raison peut-être » qu'ils traiterent des paralysies » causées par des blessures ou par » des fractures ; & qu'à l'égard des » Hémiplégies qui provenoient d'une » cause interne , ils ont électrisé » trop foiblement ou trop rarement » les malades , comme par exemple » deux ou trois fois seulement ; ce » qui ne feroit pas suffisant pour » pousser avec force & faire passer » avec vitesse le fluide élastique , » l'insinuer dans les nerfs pour les » ébranler , briser les obstacles que » lui oppose une lymphe épaisse , & » donner du ressort aux fibres trop

» relâchées. » Il paroit qu'on im-
pute trop légérement aux perfonnes
qui ont fait des tentatives à Paris,
de n'avoir pas choifi les fujets convenables : le rapport des expériences faites aux Invalides, annonce
qu'elles ont été fuivies *long-temps &*
avec beaucoup d'attention fur un grand
nombre de Soldats Paralytiques. Si
ceux qui affurent avoir réuffi, re-
prochent à ceux qui n'ont vu aucun
fuccès, une application moins conftante, un travail trop peu fuivi ;
du moins ceux-ci ont-ils le mérite
de n'avoir point porté un jugement
décifif; la conjecture qu'on établit fans
preuve, contre eux fur les précautions
à prendre pour affurer le fuccès des
Expériences, n'ajoute rien à la vérité des faits qu'on peut leur oppo-
fer. Bien fûrs d'avoir donné toute
l'attention dont ils étoient capables
aux opérations électriques, ils pour-

roient rétorquer l'argument, & croire
que d'autres ont prononcé trop har-
diment fur des nouveautés auxquelles
on fe preffoit de donner une vogue
prématurée : l'on y prénoit un intérêt
d'autant plus vif, qu'on cherchoit à
fe la rendre propre. Les hommes fe
laiffent facilement féduire par l'apparence du merveilleux : on ne fe
contente pas de ce qui eft pofitivement démontré, la curiofité excitée
fait naître l'enthoufiafme, qui outre
tout, & qui manque fon but en jet-
tant dans des têtes plus froides, le
germe de l'incrédulité fur des chofes
qu'on auroit paffé fans contradiction.
Croira-t-on par exemple, que les
expériences électriques fur un corps
vivant, foient préférables à la dif-
fection des mufcles fur un corps
mort, pour apprendre à connoître
l'ufage de ces parties. C'eft cependant ce que l'on veut établir, fur la

fauſſe ſuppoſition qu'en tirant des
étincelles d'un muſcle, on le met en
convulſion. Il reſte à ſçavoir comment la choſe ſeroit poſſible. Les
étincelles ne ſe tirent pas d'un muſcle, maïs de la peau à l'endroit d'un
muſcle, & elles n'excitent aucune
convulſion dans le muſcle : & quand
même cela ſeroit, comment imaginer qu'on puiſſe tirer des étincelles
d'un muſcle couché ſous d'autres,
& qui ne peut être touché directement au travers de la peau qui ne le
recouvre pas immédiatement. Pourquoi donc s'abandonner à ſes idées
& dire ſans raiſon qu'il faut préférer
pour l'étude de la myologie, l'électriſation des muſcles à leur diſſection ?

Cette ſingularité ſe trouve dans
une thèſe qui a paru à Montpellier
depuis celle que nous venons d'ana-
lyſer, & qui a cette queſtion Phy-
ſiologique pour objet. On demande

*Si le fluide nerveux est un fluide éle-
ctrique ?* Cette dissertation soutient
l'affirmative. On rejette par de solides raisons, le sentiment qui ad-
mettoit l'action des nerfs par les
vibrations des filets nerveux, tendus
depuis le cerveau jusqu'aux organes
des sens. L'existence du fluide nerveux est prouvée. Les réflexions
qu'on fait sur sa nature le font re-
connoître pour un fluide élastique,
différent de l'air ; & d'après toutes ses
propriétés relativement aux sensations & au mouvement musculaire,
on conclut que le fluide nerveux n'est
point différent du fluide électrique.
Cette Thèse interessante & vraiment digne d'être lûe, & une lettre
de l'Auteur sur les effets de l'électricité contre la goute & les rhumatismes, terminent le second tome de
ce recueil.

Des observations faites dans les

Pays étrangers ne font pas tout-à-
fait conformes à celles de M. Sauvages. M. Quelmalz a beaucoup électrifé à Leipfick ; l'on voit avec furprife & admiration les mouvemens
fe rétablir, prefqu'à fon commande-
ment, dans les parties qui en étoient
privées. Ce qu'il dit fur la goute
fereine eft digne d'une attention par-
ticuliere ; il explique anatomique-
ment comment il eft poffible d'obtenir, comme il l'a fait, de plus
grands effets de l'électricité pour la
guérifon de cette maladie, que dans
toute autre affection paralytique du
corps. Ce qu'il y a de défagréable dans
l'examen comparatif des différens ouvrages que nous parcourons, c'eft de
trouver dans l'un, la négation pofiti-
ve d'un fait qu'un autre avance comme indubitable. Les Obfervations
d'Upfal, difent que c'eft dans la goute
fereine qu'on peut le moins attendre

de fecours de l'électricité. Elle a déplacé l'humeur arthritique, quelquefois au grand défavantage des malades ; mais les douleurs rhumatifantes font toujours revenues, au point qu'il paroit démontré, qu'à Upfal l'humeur rhumatifante, arthritique & de fciatique, élude entierement l'action de l'électricité, qui la détruit fi puiffamment à Montpellier.

L'électricité n'a jamais fi bien réuffi à Upfal que pour la contraction involontaire des mufcles, en la dirigeant fur les antagoniftes de ceux qui étoient conftamment dans la roideur convulfive. C'étoit une action plus forte excitée dans des mufcles, hors d'état d'agir par la violence qui leur étoit oppofée de la part des mufcles deftinés à l'action contraire. Ce point pathologique éclaircit la difficulté que nous avons fait naître fur la diftinction qu'on vouloit

vouloit établir dans une thèse de
Montpellier entre la paralysie par
relâchement & la paralysie par rétraction. Suivant l'auteur Suédois,
il n'y a point de paralysie dans le
cas qui a donné lieu à cette idée ;
rien n'y manifeste le défaut de
mouvement par le vice des nerfs
privés d'actions ; c'est au contraire
la trop forte action qui donne la
roideur ; & dans le muscle antago-
niste la force motrice est sans exercice : mais de la part des nerfs dont
la puissance est sans fonction, tout
est bien disposé, & il ne faudroit
que la diminution de la force contre
nature opposée, pour le rétablisse-
ment de l'équilibre entre deux puis-
sances destinées à des usages contraires. Aussi l'Auteur de la thèse
a-t-il fait un article à part de la
paralysie, qui n'a reçu aucun soulagement de la commotion ; & il suf-

pend son jugement sur les bons effets
de la simple électrisation, dont il con-
çoit néanmoins quelques espérances.
Le résultat de ses expériences paroit
bien fait ; le nôtre se réduira à dire
qu'il faut se défier en Médecine de
ce qu'on appelle l'expérience ; Hip-
pocrate dont toute la Médecine étoit
expérimentale, donne expressément
ce précepte : il avoit senti la difficulté de porter son jugement d'après
les faits. Les contradictions qu'ils
présentent ne peuvent être résolues
que par des esprits solides, capables
de peser murement toutes leurs cir-
constances.

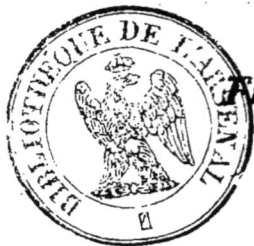

Fin du premier Tome.

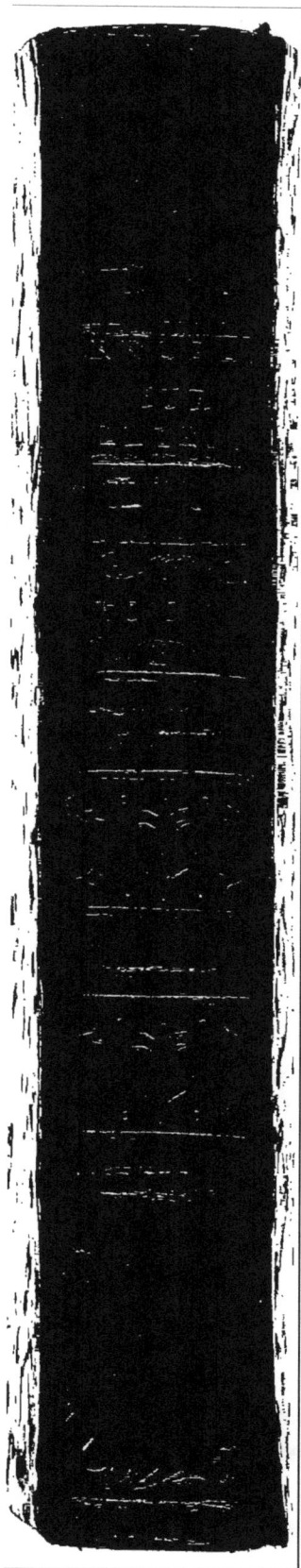

www.ingramcontent.com/pod-product-compliance
Lightning Source LLC
Chambersburg PA
CBHW060130200326
41518CB00008B/988